SELBST HEILUNG

SELBST HEILUNG

Die wahre Beziehung zwischen Geist und Körper

Ryuho Okawa

Happy Science

Deutsche Übersetzung für Happy Science: Andrea Fischer
Englische Übersetzung © Happy Science 2008
Originaltitel: „Kokoro-to-Karada-no-Honto-no-Kankei“
Erstveröffentlichung in Japan 2008 durch IRH Press Co., Ltd.
1-6-7 Togoshi, Shinagawa-ku, Tokyo, 142-0041, Japan

Herausgegeben von Happy Science
1-2-38 Higashi Gotanda, Shinagawa-ku,
Tokyo, 141-0022, Japan

Zweite Ausgabe.
Gedruckt in Japan.

Inhalt

Teil I
Fragen & Antworten – Effektive Tipps für Geist und Körper

Kapitel 1 Den Geist heilen

Teil III

Die Kraft des Glaubens ist der Schlüssel zu wahrer Gesundheit

Epilog

Eine Botschaft an Sie

Vorwort

Eine Botschaft an Sie

Der Geist und der physische Körper

Niemand
Möchte willentlich krank werden.
Doch riesige Kliniken
Sind so geschäftig und überfüllt wie Supermärkte.
In Wirklichkeit sucht Ihr Unterbewusstsein die Krankheit,
Auch wenn es Ihr Bewusstsein vielleicht nicht möchte:

Wenn Sie bei der Arbeit einen Tiefschlag erleiden,
Wenn Sie durch Ihr Studium ausgebrannt sind,
Wenn Sie getadelt werden,
Wenn Sie gedemütigt werden und Ihre Würde verletzt wird,
Wenn Sie zögern, um eine Auszeit zu bitten,
Wenn Sie sich unterlegen oder eingeschränkt fühlen,
Was Ihr Wissen und Ihre Fähigkeiten betrifft,
Wenn Sie sich wie ein hoffnungsloser Versager fühlen,
Wenn Sie vom Gewicht
Der allzu hohen Erwartungen
Ihrer Mitmenschen erdrückt werden,
Wenn es für Ihren Stress kein Ventil gibt,
Wenn Sie pessimistisch werden,

Wenn Sie Ihre schlechten
Angewohnheiten nicht ablegen können,
Wenn Sie von einem Schuldgefühl geplagt werden,

Dann haben Sie mittlerweile erkannt
– da bin ich mir sicher -
Dass Krankheiten entstehen, wenn Ihr Geist schwach wird.
Beten Sie also, glauben Sie und
Stärken Sie Ihren Willen, wieder zu Kräften zu kommen.
Ihr Körper wird auf diesen Willen reagieren.
Glauben Sie daran, dass Sie von Natur aus
stark und gesund sind.

Hoffnung,
Entschlossenheit,
Und Buddhas Wahrheit,
Werden die Selbstheilungskräfte Ihres Körpers
Drastisch steigern.

Ryuho Okawa
Präsident von Happy Science Gruppe

Teil I

Aufbau einer glücklichen Beziehung zwischen Geist und Körper

Teil I Kapitel 1

So führen Sie ein gesundes Leben

1

Überlebenstraining in unserer stressgeladenen modernen Gesellschaft

Eine gesunde Lebensführung ist äußerst wichtig – ein Schatz, den man mit Geld nicht kaufen kann. Eine gute Kontrolle über den Körper und die Pflege eines gesunden Lebensstils sind die Schlüssel für ein langes, glückliches Leben. Auf diese Weise ist es Ihnen möglich, Ihr Leben zu genießen, ohne anderen zur Last zu fallen.

In den meisten Fällen haben Menschen, die krank werden, die Dinge übertrieben, oder sie sind zu gleichgültig geworden. Ebenso treten Unfälle meist dann auf, wenn die verletzte Person nicht aufgepasst hatte. Wer sich auf den spirituellen Aspekt der Dinge konzentriert, neigt manchmal dazu, über den Körper leichtfertig zu denken. Doch ohne einen gesunden Körper ist es schwierig, dauerhaft das Gefühl von Glück aufrecht zu erhalten.

Sie müssen sich dessen bewusst sein, dass Körper und Geist miteinander verbunden sind. In der anderen Welt haben wir nur unseren Geist. In dieser Welt jedoch beeinflussen sich Körper und Geist gegenseitig. Ist der Geist krank, so wird folglich auch der Körper krank. Ist umgekehrt der Körper krank, so verschlechtert sich auch unser Geisteszustand.

Heute ist die Zahl der Menschen, die an Krebs sterben, im Steigen begriffen, und in nahezu allen Fällen ist die zugrunde liegende Ursache in Wirklichkeit geistiger Stress, Angst oder Seelenschmerz.

Der Geist des Menschen materialisiert die Dinge. Daher beeinflusst der Geisteszustand sofort den Körper, und der körperliche Zustand verändert sich. Wird der Geist krank, so beginnt der Körper ebenfalls zu leiden.

Ich will damit nicht sagen: „Böse Menschen bekommen Krebs". In einer stressgeladenen Gesellschaft wie der unsrigen ist es schwierig, den eigenen Geist zu kontrollieren. Ohne es zu bemerken, lassen wir uns immer wieder zu weit treiben. In vielen Fällen führt dieser Druck, neben geistiger Erschöpfung, existenziellen Ängsten, unnötigen Sorgen um die Zukunft und allgemeinen Zweifeln dazu, dass Menschen krank werden.

Verschlechtert sich Ihr geistiger Zustand, so wird Ihr Körper beginnen, dies widerzuspiegeln. In vielen Fällen sind Menschen schon körperlich krank geworden, weil ihr Unternehmen bankrott gegangen ist und sie sich hoch verschuldet haben. In solchen Fällen gibt der Geist früher auf als der Körper.

Wird der Körper krank, so verkommt auch der Geist immer

mehr. Dies führt zu wachsendem Unbehagen und immer stärkeren Beschwerden. Es kann so enden, dass Sie scharfe Worte gegen Ihre Mitmenschen richten und Ihren Ärger wahllos an diesen auslassen, was zu einer Disharmonie mit Ihrem Umfeld führt. Kurz gesagt – ist der Körper krank, so wird auch der Geist krank.

Demnach müssen wir Folgendes erkennen, wie es im Buddhismus heißt: „In dieser Welt sind Körper und Geist untrennbar miteinander vereint – sie beeinflussen sich gegenseitig.“ Daher ist die Pflege des Körpers äußerst wichtig.

Die richtige Ernährung, das richtige Maß an körperlichem Training und eine angemessene Zeitspanne zum Ausruhen – dies sind die Schlüssel zur Gesundheit. Sie müssen auf Ihre Ernährung achten, sich körperliche Bewegung verschaffen und dafür sorgen, das Sie ausreichend Schlaf haben. Eine Ausgewogenheit im Trio „Ernährung - Körpertraining - Entspannung“ garantiert eine gesunde Lebensweise. So einfach ist es. Verschlechtert sich Ihr körperlicher Zustand, so wurde diese Harmonie, die auf drei Säulen ruht, zerstört. Sie müssen daher darauf achten, diese Balance zu halten.

2

Der Geist ist für den Körper „der Mann am Steuer"

Kinder bekommen von ihren Eltern eine genetische Blaupause. Ihr Körper entwickelt sich gemäß diesem skizzenhaften Plan. Doch der Einfluss von Umweltfaktoren ist zu mehr als 50% dafür verantwortlich, welcher Körper sich letztendlich entwickeln wird.

Selbst wenn beide Elternteile beispielsweise Athleten mit einem robusten Körperbau sind, werden deren Kinder, wenn sie sich nicht in sportlichen Aktivitäten engagieren, nicht die gleiche Körpergestalt entwickeln, wie sie ihre Eltern haben. Außerdem werden die Kinder, selbst wenn ihre Eltern vortreffliche Intellektuelle sind, nicht dem Beispiel von Mutter und Vater folgen, wenn sie sich nicht hinreichend ihren Studien widmen. Selbst wenn es bis zu einem gewissen Grad eine Matrix gibt, variiert es beim Einzelnen sehr stark, wie die Dinge letztendlich ihren Ausgang nehmen.

Dies lässt sich mit der Beziehung zwischen einem Auto und seinem „Mann am Steuer" vergleichen, wobei der Körper das Auto symbolisiert und die Seele den Fahrer. Zwei unterschiedliche Fahrer werden genau denselben Wagen auf völlig unterschiedliche Weise fahren. Kennt der Betreffende die Funktionsweisen des Wagens gut, und ist er ein exzellenter Fahrer, so wird das Auto hervorragende Leistung zeigen. Setzt sich hingegen ein ungeschickter Fahrer auf den Fahrersitz, so wird dabei kein guter Fahrstil herauskommen, ganz gleich, wie beeindruckend das Leistungsspektrum des Wagens auch sein mag.

Auch wenn die Leistung je nach Wagenmodell variiert, kann ein guter Fahrer hinter dem Steuer zudem am Ende besser abschneiden als ein schlechter Fahrer, der einen Hochleistungswagen lenkt, selbst wenn es sich um ein Auto mit geringerer Leistung handelt. Außerdem wird auch die Tatsache, wie ein Wagen eingesetzt und ob dieser gut gepflegt wird oder nicht, darüber bestimmen, ob er „wie geschmiert" läuft oder in die Werkstatt gebracht werden muss.

Das Gleiche gilt für körperliche Beschwerden. Selbst wenn Sie beispielsweise einen Wagen besitzen, der schnell zusammenbricht, kommen Sie ohne große mechanische Probleme davon, wenn Sie ihn immer regelmäßig zum Check bringen. Haben Sie also - analog dazu - einen Körper, der die genetische Veranlagung zu Krankheiten hat, werden Sie unter Umständen auch nicht krank, wenn Sie achtsam genug mit ihm umgehen.

3

Investieren Sie in Ihre Gesundheit, bewahren Sie Ihre Kräfte

Auch wenn es einige religiöse Menschen überraschen dürfte, würde ich behaupten, dass das Erste, was man tun muss, um einen gesunden Lebensstil zu garantieren, darin besteht, Geld zur Seite zu legen. Dies ist unabdingbar. Es ist wichtig, eine entsprechende Geldsumme für die Gesundheit auszugeben. Wenn Sie versuchen, in diesem Punkt zu geizen, wird Sie dies auf lange Sicht gesehen mehr kosten.

Sie sollten eine Investition in Ihre Gesundheit als „Pflichtabgabe" betrachten. Sehen Sie es als den Treibstoff an, den Ihre „Lokomotive" für den Betrieb unbedingt braucht. Mit anderen Worten – Sie sollten die Grundeinstellung haben, dass es eine gute Investition ist, Geld für die Gesundheit auszugeben. Wie viel Ihres monatlichen Einkommens geben Sie derzeit für die Aufrechterhaltung Ihrer Gesundheit aus?

Angestellte in unseren Großstädten stehen früh auf und gehen nach einer durchzechten Nacht spät nach Hause. Sie sind sich dessen nur zu gut bewusst, dass sie nicht genügend körperliche Ertüchtigung haben. In der Tat scheinen viele aufzugehen wie Hefeklöße.

Solch eine Person wird wahrscheinlich dem Geld, das sie für Glücksspiele, Trinken und andere Arten des geselligen Beisammenseins ausgibt, nicht nachtrauern. Wie viel Geld jedoch gibt solch ein Mensch für körperliches Training aus? Vielleicht sollte er sich diese Frage einmal selbst stellen.

Merkwürdigerweise erkennen die Menschen diese Sicht der Dinge nicht. Obgleich die Menschen unter Umständen in gewissem Maße darüber nachdenken, wie viel körperliches Training sie absolvieren, verschwenden sie kaum Gedanken darüber, wie viel Geld sie für ihre persönliche Gesundheit ausgeben. Dementsprechend ist es möglich, seine Gesundheit zu pflegen, indem man so denkt. Sagen wir beispielsweise, Sie hätten ein monatliches Einkommen von 3.000 Dollar. Es wäre möglicherweise angemessen, bis zu 10% oder 300 Dollar davon zugunsten eines gesunden Lebensstils auszugeben. Wir wollen gemeinsam ein Budget aufstellen, um eine Aufschlüsselung zu erhalten, wofür genau diese 300 Dollar eingesetzt werden sollten.

Sie könnten diese 300 Dollar jeden Monat auf unterschiedliche Weise ausgehen. Sie können in eine Sporthalle gehen und Konditionstraining machen oder zum Schwimmen gehen. Die Lieblingsfreizeitbeschäftigung der Angestellten - nämlich Golf spielen - ist eine weitere Möglichkeit. Zu den billigeren Aktivitäten zählen Walking und Joggen. Wenn Trainingsformen, die nichts kosten, auch das Beste für Ihre Gesundheit sein mögen, so sind sie üblicherweise jedoch nicht vergnüglich, und man kann sie nicht über längere Zeit ausüben. Dies ist der Haken daran. Das gilt ebenfalls für andere Aktivitäten wie Seilspringen. Menschen mit den entsprechenden finanziellen Mitteln sollten daher zunächst beschließen, einen bestimmten Anteil ihres monatlichen Einkommens ihrer Gesundheit zu widmen.

Hat der Betreffende eine Beschäftigung, die vorrangig manuelle Arbeiten umfasst, und ist er daher gut in Form, so ist es für ihn natürlich wahrscheinlich auch in Ordnung, dass er sein Geld für andere Dinge ausgibt. In diesem Fall könnte er möglicherweise sein Geld lieber dafür ausgeben, seinen Körper zu entspannen als in Bewegung zu halten. Eine weitere Möglichkeit wäre, das Geld für eine Delikatesse zu verwenden, die normalerweise nicht auf seinem Speiseplan steht. In jedem Fall sollten Sie sich bitte als Erstes entscheiden, einen bestimmten Teil Ihres Einkommens für eine gesunde Lebensweise auszugeben.

Natürlich gibt es Menschen, die nicht viel Geld ausgeben können. Diese Menschen sollten beschließen, stattdessen ihrer Gesundheit Zeit zu widmen.

Sie könnten beispielsweise beschließen, 30 Minuten früher aufzustehen und zu trainieren, oder samstags oder sonntags einige Stunden darauf verwenden, fit zu bleiben. Es gibt viele Trainingsformen, die überhaupt nichts kosten. Im Grunde sollten Sie mit Walking beginnen. Es gibt andere Optionen, die eine bestimmte Art von Ausrüstung erfordern, wie etwa ein Springseil, einen Baseballschläger, den man schwingt, oder einen Golfschläger, mit dem man seinen Schwung übt.

Sollten Sie sich für eine Trainingsform entscheiden, die kostenlos ist, so ist es wichtig, dass Sie mit einem oder mehreren Freunden gemeinsam zum Training gehen. Der Grund dafür, weshalb Sie mit Freunden trainieren sollten, liegt darin, dass die Willenskraft des Einzelnen rasch nachlässt, wenn er alleine ist. Hier spielt Teamgeist eine wichtige Rolle.

4

Alles beginnt mit Walking

Haben Sie nicht genug Bewegung bekommen, so würde ich Ihnen raten, mit dem Walking zu beginnen.

Wer in der Großstadt lebt, findet es oft schwierig, dem Walking Raum und Zeit einzuräumen. In vielen Fällen beschränkt es sich dann auf die Zeit, die man beim Pendeln zur Arbeit und von der Arbeit zurück hat. Haben Sie jedoch ausreichend Gelegenheit zum Walking, werden Ihre geistigen Funktionen energetisiert. Dies ist eine Grundübung.

Ich trage beispielsweise ein Pedometer. Vor dem Schlafengehen notiere ich immer in einem Notizbuch, wie viele Schritte ich an diesem bestimmten Tag gegangen bin. Ich wiege mich auch dreimal täglich – morgens, abends und nachts. In der Tat wiege ich mich nicht nur einfach. Ich notiere auch meinen Body-Fett-Index. Wenn bei gleichbleibendem Gewicht die Fettmenge steigt, bedeutet dies, dass die Muskelmasse entsprechend abgenommen hat. Wenn Sie Ihr Gewicht halten, jedoch Ihren Body-Fett-Index senken, dann steigt der Gesamtanteil an Muskelmasse. Ich bemühe mich auch darum, meinen Muskeltonus zu kontrollieren.

In der Vergangenheit schenkte ich dem allem keinerlei Beachtung. Wenn ich viele Termine hatte, die mir hohen Kraftaufwand abforderten, nahm ich viel energiereiche Nahrung zu mir. Da Ruhepausen die einzige Möglichkeit waren, mich von meiner Erschöpfung zu erholen, ruhte ich mich danach aus. Doch wenn man nach dem Verzehr energiereicher Nahrung ruht, lädt man sich wieder Gewicht auf. Das ist natürlich selbstverständlich. Ich habe jedoch viel an Gewicht verloren, seitdem ich mein Höchstgewicht erreicht hatte. Dies ist mir dank permanenter Anstrengung und bewusster Kontrolle gelungen.

Als ich noch um die 30, und mein Körper noch jung und stark war, neigte ich dazu zu glauben, ich würde niemals krank werden. Doch seitdem ich die 40 überschritten habe, bin ich mir bestimmter Probleme im Gesundheitsbereich bewusst geworden, und nun denke ich darüber nach, wie ich meine Gesundheit erhalten kann.

Ich habe auch begonnen zu denken: „Ich möchte den Menschen nicht viel Mühe machen. Damit ich meine Arbeit noch lange Zeit fortsetzen kann, muss ich selbst die Initiative ergreifen und tun, was getan werden muss.“ Infolgedessen habe ich entsprechende Schritte unternommen, um mein Gewicht unter Kontrolle zu bekommen – nicht nur, um dünner zu werden, sondern auch, um meine Körperkraft zu stärken.

Daher begann ich, am Tag 10.000 Schritte zu gehen. Dann probierte ich Übungen aus, die etwas mehr Muskelkraft erforderten. Ich spielte Tennis, ging Schwimmen und Radfahren, um meine Beine zu trainieren. Ich trainierte meine Muskeln auch mit Hanteln.

Wenn man im Teenie-Alter oder unter 30 Jahre alt ist, weiß man nicht viel über den Zusammenhang zwischen der Körperkraft und der Kraft der Gedanken. Tatsache ist jedoch, dass Sie, wenn Sie in der Lage sein möchten, über längere Zeit hinweg zu studieren, Ihre körperlichen Kräfte erhalten müssen.

5
Eine faszinierende Methode, um Sorgen in Wohlgefallen aufzulösen

Ich möchte gern etwas Besonderes erwähnen, was den Schlüssel zu einer gesunden Lebensweise betrifft. Es hat mit der einfachen Technik zu tun, Müdigkeit zu verscheuchen. Die meisten Sorgen der Menschen begründen sich in der Tat auf Müdigkeit.

Besitzen Sie einen gesunden Körper, der Ihre Augen leuchten lässt und bewirkt, dass Sie imstande sind, morgens nach dem Aufstehen ein köstliches Frühstück zu genießen, wird es in den meisten Fällen nicht lange dauern, bis sie Lösungen für Probleme finden, die Ihnen im Laufe des Tages begegnen.

Gehören Sie umgekehrt zu den Menschen, die morgens schwer aus dem Bett kommen, denen das Frühstück nicht schmeckt, und die Begegnungen mit anderen Menschen als Gräuel empfinden, dann wird jedes Problem, auf das Sie stoßen, Ihnen wie ein riesiges Hindernis erscheinen. Sie werden das Gefühl haben, richtig in der Klemme zu sitzen. Daher ist es unerlässlich, Wege zu finden, um Müdigkeit vorzubeugen, wenn man seine Sorgen loswerden möchte.

Es gibt mehrere Methoden, um Müdigkeit zu vermeiden.

Eine Studie darüber, wie der Körper funktioniert, zeigt, dass er imstande ist, effizienter zu arbeiten, wenn ihm ein bestimmtes Maß an Erholung zugestanden wird.

Normalerweise kann sich der Mensch nicht mehr als eine Stunde lang am Stück konzentrieren. Selbst Menschen mit hoher Konzentrationsfähigkeit können diese nur zwei bis drei Stunden aufrecht erhalten. Nach drei Stunden lässt die Konzentration rapide nach.

Heutzutage ist die Zahl der Menschen, die Büroarbeit verrichten, enorm gestiegen. Wenn Sie jedoch von morgens bis abends Büroarbeit verrichten, ist es nur allzu natürlich, dass Ihre Effektivität abnimmt. Ich würde sogar zur konservativen These neigen, dass sich geistige Konzentration nur für etwa eine Stunde aufrecht erhalten lässt. Ich glaube, dass wir, um eine Stunde konzentriert zu arbeiten, eine kurze Pause von etwa fünf Minuten brauchen. Daher müssen wir in der Weise denken, dass wir in jede Stunde 55 Minuten Arbeit einplanen sollten, die Konzentration erfordert, und fünf Minuten übrig lassen, um unsere Nerven zu entspannen.

Außerdem halte ich es für wichtig, dass Sie in Ihrer Mittagspause Ihrem Körper ohne zu Zögern Ruhe zu gönnen, falls es in Ihrem Büro eine Möglichkeit gibt, sich hinzulegen, bzw. ein Sofa, um sich zu entspannen.

Wollen Sie über lange Zeit hinweg den ganzen Tag über arbeiten, gibt es zwei Körperteile, die Sie mit besonderer Achtsamkeit bedenken sollten.

Der Erste ist die Taille. Verspüren Sie einen Schmerz in der Bauchgegend – auch in den Hüften und im unteren Teil des Rückens – wird Ihre Ausdauer infolgedessen auch absinken. Außerdem werden Sie Ihre Konzentrationskraft verlieren. Daher müssen Sie Ihren Rumpf immer wieder dehnen und strecken. Es ist gut, wenn Sie während Ihres Mittagessens leichte Übungen durchführen, um Ihre Taille zu dehnen. Oder Sie sollten sich, falls Sie die Möglichkeit haben, auf ein Sofa legen bzw. eine andere Gelegenheit finden, um zu entspannen und sich zu erholen.

Der zweite wichtige Bereich sind die Füße. Ein Mensch wiegt -zig Kilogramm, die Fußsohlen berühren jedoch nur eine sehr begrenzte Oberfläche. Wird ein solch großes Gewicht auf eine derart kleine Fläche konzentriert, so ist es schwierig, mehr als eine Stunde am Stück zu stehen. Tatsächlich besteht die Tendenz, dass wir mehrere Stunden hintereinander in verschiedenen Positionen stehen. Daher ist es wichtig, sich zu entspannen. Es ist ebenfalls wichtig, sich möglichst viel Zeit zu nehmen, in der Sie Ihre Füße vom Gewicht entlasten können. Denken Sie daran: Achten Sie besonders auf Ihre Taille und Ihre Füße.

Ein weiterer wichtiger Aspekt ist die Frage, wie Sie Ihre Augen einsetzen. Wenn Sie über einen langen Zeitraum lesen oder ähnliche Aktivitäten durchführen, ermüden Ihre Augen mit Sicherheit. Sind Ihre Augen müde, so wirkt sich dies auf Ihr Gehirn und Ihren Magen aus und macht Sie nervös.

Folglich kann es sein, dass Sie in Bezug auf bestimmte Dinge einen Verfolgungswahn entwickeln.

Sie müssen daher eine Möglichkeit finden, um die Belastung der Augen auf ein Minimum zu reduzieren. Dabei spielt die Beleuchtung eine sehr wichtige Rolle. Es ist auch unbedingt erforderlich, einen Abstand von 20 Zentimetern oder mehr zwischen schriftlichem Material und Ihren Augen zu halten. Außerdem dürfte es wahrscheinlich sehr klug sein, Kleingedrucktes soweit wie möglich zu vermeiden. Haben Sie beim gleichen Buchtitel die Wahl zwischen zwei unterschiedlichen Formaten, wäre es besser, für die gebundene Ausgabe mehr zu bezahlen, als die Taschenbuchausgabe im Kleindruck zu nehmen. Mit anderen Worten: Sie müssen sich besonders darum bemühen, dass Ihre Augen auf lange Sicht nicht schlechter werden. Wir von Happy Science achten übrigens bei unseren Layouts besonders darauf, dass unsere Veröffentlichungen für das Auge leicht zu lesen sind.

Augenprobleme sind ein Hindernis, das diejenigen lösen müssen, die einen intellektuellen Lebensstil haben. Bitte überlegen Sie sich verschiedene Alternativen, um imstande zu sein, Ihre Augen voll zu nutzen.

Die Situation bei den Augen ist die gleiche wie bei Taille und Füßen. Es ist wichtig, dass Sie, nachdem Sie diese eine bestimmte Zeit lang eingesetzt haben, ein wenig weglenken sollten, damit Ihre Augen ausruhen können. Anstatt diese fünf oder zehn Stunden lang ununterbrochen einzusetzen, ist es am besten, diese nach einer Stunde ein wenig ausruhen zu lassen, und dann, wenn Sie diese wieder eine Stunde lang eingesetzt haben, erneut eine kurze Pause zu machen. Auf diese Weise sollten Sie imstande sein, Ihre Augen weiterhin über acht bis zu zehn Stunden am Tag einzusetzen.

Taille, Beine und Augen – achten Sie sorgsam auf diese drei Körperbereiche, um Müdigkeit vorzubeugen.

Der Geist und das Gehirn

Die moderne Schulmedizin sagt, dass der Mensch mit dem Gehirn stirbt. Kurz gesagt, stehen die Gehirnfunktionen erst einmal komplett still, so wird der Betreffende zur Leiche. Das möchten wir aber eingehender betrachten.

Ich bin nunmehr seit mehr als 20 Jahren als religiöser Führer aktiv. Außerdem liegt es mittlerweile auch mehr als zwei Jahrzehnte zurück, dass sich mein spirituelles Bewusstsein entfaltet hat, und ich imstande bin, mit den Geistern in der anderen Welt zu kommunizieren, die diese Erde bereits verlassen haben.

Während dieser Zeit habe ich viele Bände mit spirituellen Botschaften verfasst. Ich habe schwarz auf weiß drucken lassen, worüber viele berühmte historische Figuren gedacht und philosophiert haben, seitdem sie in die spirituelle Welt eingetreten sind. In Form von Büchern haben diese Aussagen viele Ecken der Welt erreicht.

Aufgrund vieler meiner aktuellen Erfahrungen kann ich behaupten, dass der Mensch mit seinem Gehirn nicht denkt. Selbst nachdem sie in einem Krematorium verbrannt wurden, hängen Verstorbene den gleichen Gewohnheiten und Denkweisen nach, und sind imstande, ihre eigenen, individuellen Gedanken zu entwickeln. Sie behalten diese Fähigkeit auch nach dem Tod bei. Dies ist die Wahrheit. Ich weiß, dass es die Wahrheit ist. Der Mensch denkt nicht mit seinem Gehirn. Im Gehirn sitzen computerähnliche Funktionen oder Kontrollfunktionen. Man könnte es als „Kontrollraum“ bezeichnen.

Aus diesem Grund sind Menschen, deren „Maschine“,

nämlich das Gehirn, Schaden erlitten hat, nicht imstande, der Außenwelt ihr Denken und ihre Vorstellungen zu übermitteln oder sich auf der physischen Ebene auszudrücken. Obgleich dieser Funktion Schaden zugefügt wurde, bedeutet dies in keinster Weise, dass diese Menschen ihre Fähigkeit zu denken und zu abstrahieren völlig verloren haben.

Ich glaube, dass dies das wesentlichste Gegenargument zur Vorstellung vom Gehirntod ist. Mit anderen Worten: Der Mensch hat ein Nervenzentrum zum Denken in seiner Seele und in seinem spirituellen Körper. Dieses existiert weiter, ganz gleich, ob der physische Körper lebt oder tot ist. Diese Seele ist die wahre Form des menschlichen Wesens, und der physische Körper ist nur ein ‚Gefährt' für sie.

Es ist gerade so, als sei der physische Körper der Wagen, und die Seele der Fahrer. Nur weil das Auto beschädigt ist, bedeutet das noch lange nicht, dass der Fahrer gestorben ist. Hat ein Auto eine Panne und funktioniert nicht mehr, so sieht es so aus, als hätte der Fahrer ebenfalls aufgehört zu funktionieren. Doch das Leben des Fahrers hat mit dem Auto nichts zu tun. Das Auto mag eine Panne haben, doch der Fahrer darinnen ist lebendig und wohlauf. Wir können sagen, dass die Beziehung zwischen Seele und physischem Körper sich recht analog zu diesem Beispiel verhält.

Außerdem wäre es nicht richtig zu behaupten, dass der Mensch nicht die Fähigkeit hat zu denken und etwas zu hören, nur weil sein Gehirn nicht reagiert. Ein spiritueller Körper kann ohne die Funktion des physischen Ohres die Gedanken der Menschen in seinem Umfeld wahrnehmen.

Folglich sind Menschen mit Krankheiten im Endstadium imstande zu verstehen, was die Menschen um sie herum sagen und denken.

Teil I Kapitel 2

Die spirituelle Wahrheit über Geist und Körper

1

Meditation als Vorbeugung gegen Krebs

Obgleich falsche Ernährung und mangelnde körperliche Bewegung wichtige Rollen bei der Verursachung von Krankheiten spielen können, kann man auch sagen, dass alle modernen Krankheiten eine Folge von Stress sind. Besonders was die inneren Organe betrifft, werden die meisten Krankheiten durch Stress ausgelöst. Die Ärzte ordnen Krankheiten immer mehrere Ursachen zu, doch wenn man tiefer forscht, lässt sich alles auf Stress zurückführen.

Heute lebt der Mensch nicht in einer harmonischen, an der Wahrheit orientierten Lebensweise. Da er sich in den meisten Fällen in Geschäftskreisen oder irgendeiner anderen weltlichen Gesellschaft mit schlechten Schwingungen bewegt, ist er stets gezwungen, irgendeine Art von Sorgen zu ertragen. Leistet sich jemand beispielsweise in der Arbeit einen groben „Schnitzer" und wird dafür von seinem Chef schwer ermahnt, oder wird eine Schuld nicht beglichen und das Unternehmen gerät in eine Krise, so wird man leicht zu einem Nervenbündel. Was passiert dann?

Es ist nicht nur so, dass jeder physische Körper einen identisch geformten spirituellen Körper beinhaltet, sogar jedes Organ hat sein eigenes entsprechendes spirituelles Gegenstück. Ein physisches Herz hat also auch ein spirituelles Herz, eine physische Leber hat eine spirituelle Leber und ein physischer Magen hat einen spirituellen Magen und so weiter.

Jeder dieser spirituellen Körperteile hat eine andere Art, die Dinge zu spüren, da er seine eigene spezielle Mission und seine einzigartige Arbeitsweise hat. Der spirituelle Körper des Magens ist beispielsweise äußerst sensibel, und seine Gefühlswahrnehmung ist sehr scharf. Das Herz spürt unterschiedliche Dinge auf einer breiteren Skala.

Auf diese Weise stehen die spirituellen Körper der verschiedenen Organe symbolisch für verschiedene Dinge. Erzeugen die Menschen daher große Mengen an Stress, so sind die spirituellen Gegenstücke der inneren Organe entsprechend der Art des betreffenden Stresses die ersten, die Schaden erleiden.

Da die Körperfunktionen einschließlich der inneren Organe eng mit den spirituellen Körpern verbunden sind, wird, wenn der spirituelle Körper beschädigt ist, die Krankheit auch im physischen Körper ausbrechen.

Das Gleiche gilt auch, wenn eine Person die Diagnose ‚Krebs' bekommt. Zuerst entsteht irgendein Problem beim spirituellen Körper eines Organs. Danach tritt eine Anomalie im physischen Körper auf. Dies ist eine Form von ‚Besetzung ‘. Obgleich es sich nur um eine partielle Besetzung handelt, kann die Grundursache auf Stress zurückgeführt werden. Seien Sie sich daher bitte bewusst, dass es von äußerster Wichtigkeit ist, inmitten der dreidimensionalen Wellen mit einem harmonischen Geist zu leben.

Obgleich es Fälle gibt, in welchen ein Körper aufgrund physischer Ursachen aus der Form gerät, ist die Wahrscheinlichkeit, dass Stress größeren Schaden anrichtet, höher, als dass er keinen anrichtet. Für die meisten Menschen ist es besser, diesen Stress zu vermeiden, um ein gesundes Leben führen zu können.

Was wir brauchen, um diesen Stress zu vermeiden, sind das Prinzip der Liebe und das Prinzip der Selbstreflektion. Außerdem helfen Meditation und positives Denken. Happy Science verfügt über eigene Meditationsmethoden. Wenn wir meditieren, entspannen wir unsere verschiedenen inneren Organe sowie unser Nervensystem. Dies ist hilfreich, um Krankheiten zu vermeiden, die durch Stress verursacht werden.

Dies ist insbesondere die beste Methode, um Krebs vorzubeugen. Da Krebs in nahezu allen Fällen dem Stress zugeschrieben werden kann, würde ich die Meditation als eine Präventivmaßnahme empfehlen.

2

Lassen Sie Hass los und lernen Sie zu vergeben

In den meisten Fällen haben Menschen, die aus unbekannter Ursache krank werden, oft starke Hassgefühle. Wenn Sie andere Menschen hassen, wird sich Ihr körperlicher Zustand verschlechtern. Menschen, die gehasst werden, geraten mit großer Wahrscheinlichkeit in eine schlechte Verfassung, aber die Menschen, die hassen, gleichfalls. Wenn Sie nicht verzeihen und weiterhin Gefühle der Abneigung hegen, bewirken die Abläufe in Ihrem Verstand, dass sich in Ihrem Körper Krankheitsherde bilden. Destruktive Gedanken und böser Wille werden sich zu Krebszellen materialisieren.

So entdecken Sie, ohne sich dessen überhaupt bewusst gewesen zu sein, dass sich in Ihrem Körper eine Krankheit entwickelt hat. Wenn Sie also Gedanken hatten wie: „Ich werde diesen Menschen bis an mein Lebensende hassen“, ist es wichtig, einen Schritt zurückzutreten und zu überlegen: „Wenn ich ihn weiterhin hasse, werde ich mit Sicherheit ebenfalls leiden. Ich sollte ihm daher vergeben.“

Sie müssen Ihren Mitmenschen um Ihrer selbst Willen vergeben. Sie müssen nicht nur sich selbst für Dinge vergeben, die Sie getan haben, Sie müssen auch anderen für Dinge vergeben, die diese Ihnen angetan haben. Zweifellos gibt es Menschen, die Sie verletzt haben, die Schmach über Sie gebracht haben, die Sie verfolgt haben und die Sie gedemütigt haben. Mit Sicherheit gibt es viele solche Personen. Und doch müssen Sie ihnen vergeben. Dauert das Leiden bereits ein Jahr an, oder drei oder fünf Jahre, dann ist sicherlich die Zeit gekommen, um es loszulassen.

Möglicherweise haben sich solche Menschen bereits verändert und üben sich bereits ebenfalls in Selbstreflektion. Es könnte Fälle geben, in welchen die betreffende Person Sie mit Verachtung behandelt, später jedoch über ihr Handeln nachgedacht hat. Daher gibt es keinen Grund mehr, diese auch weiterhin zu hassen. Selbst wenn Ihnen jemand etwas ganz Schreckliches angetan hat, das bittere Spuren in Ihrem Gedächtnis hinterlassen hat, dürfen Sie nicht bis in alle Ewigkeit an Rachegedanken festhalten, sondern sollten stattdessen denken: „Naja, dieser Mensch ist eben nicht perfekt, genau wie ich."

3
Frühere Leben und Krankheiten

Es gibt viele Fälle, bei welchen die Art und Weise, wie ein Mensch in vergangenen Leben gestorben war, beträchtlichen Einfluss auf die Symptome von Krankheiten hat, die in diesem Leben auftreten.

Wenn die Seele durch Erfahrung die tiefer Verletzung und Leiden aufgrund von Krankheiten oder Unfällen geprägt ist, die in früheren Leben zum Tod geführt hatten, wird das Leiden sich zeigen, obwohl der Betreffende dieses Mal einen neuen Körper hat. In vielen Fällen wird der äußere Teil des spirituellen Körpers – der Astralköprer – Veränderungen unterzogen, die sich schließlich im physischen Körper manifestieren werden.

Einflüsse aus früheren Leben

1. Beispiel: Menschen mit auffälligen Muttermalen

Hat ein Mensch beispielsweise ein deutliches Muttermal auf seinem Körper, so entspricht dies in vielen Fällen stark der Art und Weise, auf die diese Person in einem früheren Leben gestorben ist.

In vielen Fällen wurde berichtet, dass die Muttermale auf der gleichen Stelle des Körpers sitzen, an der der Betreffende in einem früheren Leben mit dem Schwert oder Speer getötet wurde oder starb, nachdem er von einem Pfeil getroffen wurde. In der Tat erinnern Muttermale daran, dass der Mensch in der Vergangenheit auf diese Weise gestorben ist.

2. Beispiel : Menschen mit Hauterkrankungen, Asthma oder Bronchitis

Bei Hautkrankheiten gibt es natürlich Fälle, bei welche sich Allergien infolge persönlicher Beziehungskonflikte entwickeln. Bei Happy Science wird gelehrt, dass wir, wenn wir bei Menschen mit Hautproblemen die Spur zurück in die vergangenen Leben verfolgen, entdecken, dass es auch viele Fälle gibt, in welchen diese mit der Art und Weise verbunden sind, wie die betreffende Person in einem früheren Leben gestorben war.

Im Falle eines Menschen, der verbrannt wurde, treten manchmal entsprechende Muttermale auf, wenn diese Person in diesem Leben wiedergeboren wird, da die Haut die Erinnerung an das Gefühl der Verbrennung intensiv aufrechterhält. Es gibt auch viele andere Fälle, in welchen sich dieser Zusammenhang in den verschiedensten Formen von Hautkrankheiten oder schweren Hautallergien äußert.

Es gibt auch Menschen, die zwar in der gleichen Situation durch ein Feuer zu Tode gekommen sind, aber am Rauch qualvoll zu Tode erstickten. Diese Menschen leiden in diesem Leben möglicherweise an Asthma, Bronchitis oder einer anderen Form von Atemwegserkrankungen.

Durch Rückführungen unter Hypnose können die Menschen herausfinden, wie sie in einem vergangenen Leben gestorben sind, und wie sich dies in ihrem jetzigen Leben manifestiert hat. In vielen Fällen werden diese Krankheiten geheilt werden, wenn der Einzelne diesen Zusammenhang erkennt. Dies ist wirklich eine nackte Tatsache mit vielen Narben.

Da die Symptome auf dem Körper erscheinen, weil es im Geist eine Ursache gibt, wird das Außen ebenfalls geheilt, wenn die geistige Haltung korrigiert wird. So stimmt es, dass Menschen mit nachklingenden Erinnerungen an ihre Todesarten in vergangenen Leben, wo sie schrecklich gelitten hatten und vom Rauch umschlossen waren, im gegenwärtigen Leben durchaus an Asthma leiden können.

3. Beispiel: Menschen, die Angst vor dem Wasser haben

Dann gibt es wiederum Menschen, die schreckliche Angst vor Wasser haben. Diese Menschen denken: „Ich habe Angst davor, ins Wasser zu gehen. Swimming pools flößen mir Todesängste ein. Ich habe auch Angst vor Flüssen. Irgendwie kann ich einfach nicht anders – Ich empfinde Horror, wenn ich Wasser nur sehe."

In den meisten Fällen offenbart eine spirituelle Sitzung, dass solch ein Mensch in einem früheren Leben einen Tod erfahren hatte, der mit Wasser zu tun hatte. Diese Todeserfahrung kann alle möglichen Formen angenommen haben, er kann u.a. ertrunken sein, einen Unfall im Wasser gehabt haben, ertränkt worden oder in einer Flut ums Leben gekommen sein.

In solchen Fällen ist mit großer Wahrscheinlichkeit unglaublicher Schrecken in deren Seelen eingraviert. Ein derartiges Gefühl von Schrecken in der Seele könnte in diesem Leben auch in einer Form von Phobie auftreten. Es ist daher kein Wunder, dass sie Angst vor Wasser haben.

4. Beispiel: Menschen mit Höhenangst

Ein noch verbreiteteres Beispiel ist die ‚Akrophobie', oder Höhenangst. Wenn Menschen, die an dieser Phobie leiden, einen hochgelegenen Ort besteigen, so sind sie absolut unfähig, ihre Ängste zu kontrollieren. Führen wir spirituelle Sitzungen zu früheren Leben solcher Menschen durch, so finden wir in nahezu jedem Fall heraus, dass sie von einem hohen Punkt aus in den Tod stürzten.

Dies kann im Krieg vorgekommen sein oder indem man stürzte, indem man von einer Klippe gestoßen, von einem Dach, einem Turm oder aus dem Fenster eines Gebäudes geschubst wurde oder auf irgendeine andere Weise in einem früheren Leben einen Sturz erlebt hat. In solchen Fällen können dies Betroffenen ihre Höhenangst nicht überwinden.

In letzter Zeit gibt es Fälle, in welchen Menschen, die bei Flugzeugunglücken starben, wieder geboren wurden und jetzt Angst vor Flugzeugen haben. Diese Menschen verspüren

Todesangst, wenn sie an Bord eines Flugzeuges gehen.
Auf diese Weise trägt eine Seele verschiedene Dinge von vergangenen Leben weiter, und die Erfahrungen von Angst in früheren Leben werden wieder nach oben kommen.
Erlebt jemand in diesem Leben einen großen Unfall, so bleibt dieser als Karma bestehen. Wird die Person das nächste Mal geboren, so ist es wahrscheinlich, dass sie Angst davor entwickeln wird (siehe S.56, „Die Wahrheit über Geist und Körper 2“).

5. Beispiel: Menschen mit Furcht vor geschlossenen Räumen

Es gibt auch Menschen, die an Klaustrophobie oder Furcht vor geschlossenen Räumen leiden. Nehmen wir beispielsweise jemanden, der sagt: „Ich habe Horror vor geschlossenen Räumen. Kleine Räume flößen mir Furcht ein, und auch Aufzüge machen mir Angst. Ich habe Angst, wenn Türen abgesperrt sind. Mit anderen Worte, ich habe das Gefühl zu ersticken.“ Spirituelle Sitzungen zu früheren Leben werden wahrscheinlich zeigen, dass diese Menschen auch auf diese Weise gestorben sind. Solche Menschen wurden unter Umständen getötet, bei welchen sie in eine Falle gelockt wurden und nicht mehr entkommen konnten.
Starb ein Mensch beispielsweise in einer Gaskammer der Nazis, wird eine Person in diesem Leben absolut Horror davor haben, in einem geschlossenen Raum gefangen zu sein. Ist eine

große Zahl von Menschen gestorben, so werden in Fällen wie diesem die Toten relativ rasch wieder geboren. Ein sehr großer Prozentsatz von ihnen wird diese Angst jedoch behalten.
Führen wir eine spirituelle Rückführung durch, die viel tiefer in die Vergangenheit geht, so können wir Fälle finden, in welchen die Ursache für solch eine Angst vor geschlossenen Räumen bis ins alte Ägypten zurückgeführt werden kann.
Wenn im alten Ägypten ein Pharao starb, so wurden seine Diener und Mägde zusammen mit den Juwelen und Schätzen des Pharaos in der Pyramide oder in anderen Gräbern lebendig begraben. Der Grund dafür, weshalb sie lebendig begraben wurden, war, weil die Menschen dachten: „Wenn der Pharao in die nächste Welt kommt, wird er Schwierigkeiten haben, wenn er sich ganz alleine wiederfindet. Da der Pharao sich in seinem Alltag mit Sicherheit mit Schwierigkeiten konfrontiert sehen wird, wollen wir ihm Diener in die nächste Welt mitgeben."
Daher wurden diese Diener lebendig begraben und sind gestorben.

In solchen Fällen waren diese Menschen zweifellos noch nicht bereit zu sterben. Folglich wurde dies zu Karma und bildete die Ursache für ihre Angst vor geschlossenen Räumen oder ihre Furcht, lebendig begraben zu werden.

6. Beispiel: Menschen mit panischen Angstzuständen

Es gibt auch Fälle, in welchen eine Person in einem

früheren Leben in den Bergen unterwegs war und aus heiterem Himmel von Räubern überfallen und getötet, bei einem Überraschungsangriff ermordet oder von Dieben in einer Hinterhofgasse erschlagen wurde, bzw. Räuber in ihr Haus eindrangen, die ihrem Leben ein Ende setzten, oder sie anderweitig ohne Vorwarnung ermordet worden ist. Wird jemand, der dies erlebt hat, wiedergeboren, so wird er eine ganze Palette von extremen Gefühlen von Angst und Schrecken haben, und der Betreffende wird wahrscheinlich panische Angstzustände entwickeln.

So sind mit großer Wahrscheinlichkeit abnorme Erfahrungen, die Sie in einem Ihrer vergangenen Leben hatten, am Werk, selbst wenn Sie in diesem Leben nicht genügend Beweise für jene Ursache finden können, auch dann nicht, wenn Sie zurück in Ihre eigene Jugend blicken.

Um Hinweise zu bekommen, wie Sie solche Leiden überwinden können, beachten Sie bitte auch die Antworten zu „Ein Trauma aus der Vergangenheit überwinden in Teil II, Kapitel 1.: „So heilen Sie Ihren Geist".

4

Sie besitzen die Kraft, sich zu regenerieren

Der Mensch besitzt die Fähigkeit, seinen eigenen Körper wieder gesund zu machen. Doch er hat diese Tatsache großteils vergessen, und folglich schlummert diese Fähigkeit latent vor sich hin.

Betrachten wir beispielsweise die Naturwelt: Eidechsen sind imstande, ihren Schwanz wieder nachwachsen zu lassen, wenn sie ihn verloren haben. Es gibt Krabben, die sich eine neue Schere wachsen lassen können, wenn diese ihnen ausgerissen wurde. Krabben benutzen ihre Scheren zur Verteidigung und auch zur Nahrungsaufnahme. Verlieren sie diese also, so sind sie nicht mehr imstande zu überleben. Diese scherenartigen Anhängsel besitzen eine recht komplexe Struktur, und diese Macht, sie zu regenerieren ist Gott überlassen.

Dies rüttelt nicht an der Tatsache, dass der Mensch, den Gott so viel mehr liebt, mit Sicherheit die angeborene Fähigkeit besitzt, einen Teil seines Körpers wieder herzustellen, wenn er wirklich wieder gesund werden möchte. Der Grund, weshalb es ihm nicht möglich ist, liegt darin, dass der Mensch inzwischen durch den Materialismus ziemlich vergiftet worden ist und glaubt,dass solche Dinge unmöglich sind.

Ärzte sagen normalerweise: „Man kann seine willkürliche Muskulatur mit der eigenen Willenskraft bewegen, doch da die inneren Organe vegetative Muskeln sind, können sie durch die Willenskraft nicht bewegt werden.“ Da dies so im Schulbuch steht, ist es wahrscheinlich auch in Ihr Gehirn eingraviert. Doch so verhalten sich die Dinge in Wirklichkeit nicht.

Der menschliche Körper besteht aus Knochen, wie etwa dem Schädel, und inneren Muskeln, die sich alle im Lauf des Lebens bis zu einem bestimmten Grad verändern. Dies mag Zeit erfordern, doch es gibt nichts, was nicht dem Wandel unterworfen wäre. Folglich können in der Tat viele Dinge geheilt werden, selbst wenn der Prozess langsam vorangeht, wenn Sie den Wunsch, Ihren Körper zu heilen, ganz intensiv aufrechterhalten.

Da die Kraft Ihrer Gedanken Ihren körperlichen Zustand verschlechtern und sogar die Entstehung von Krebs verursachen kann, haben Sie mit Sicherheit ebenfalls die Möglichkeit, diese in positiver Richtung einzusetzen.

Es gibt Menschen mit einem schwachen Magen, Herzschwäche, Leberschwäche oder einer anderen Schwäche an einem inneren Organ, doch die Funktion eines solchen inneren Organs kann sich ebenfalls verändern. Sie können stärker werden. In Fällen, in welchen eine Gehirnschwäche besteht, gestaltet sich die Problematik etwas schwieriger. Dennoch lässt sich das Gehirn stärken, auch wenn Lernen und andere Strategien erforderlich sind.

Es ist am besten, wenn man glaubt, dass sich der Körper des Menschen auf diese Weise heilen lässt. Auch wenn es etwas Zeit erfordern mag, kann die Heilung tatsächlich stattfinden, wenn Sie fest an diese Möglichkeit glauben.

Während dieser Phase ist es erforderlich, dass Sie alle möglichen Maßnahmen zur Unterstützung Ihrer Gesundheit ergreifen. Wenn Sie nichts anderes tun, als um Heilung zu beten, wird dies wahrscheinlich vergebens sein. Sie müssen sich Ihres eigenen Beitrags sehr bewusst sein. Wenn Sie beispielsweise Einhundert Zigaretten am Tag rauchen und beten: „Bitte, heile mich von Lungenkrebs", wäre dies bestimmt eine egoistische Haltung. Sie müssen wirklich konsequent leben.

Wenn Sie unter hohen Cholesterinwerten leiden, gibt es keine andere Alternative, als diese zu senken. Sie müssen Ihre Aufnahme von Nahrungsmitteln mit hohem Cholesteringehalt reduzieren, für mehr körperliche Betätigung sorgen, alle nötigen Anstrengungen unternehmen und dabei zugleich intensive Gedanken der Heilung hegen. Auf diese Weise tritt eine Veränderung ein. Da alle möglichen Dinge dieser Art geschehen können, sollten Sie danach streben, die Kraft Ihres Denkens ein wenig zu stärken.

Heutzutage tragen viele junge Menschen Zahnspangen, da sich viele von ihnen gerade Zähne wünschen. Doch Zähne können sich tatsächlich auch von selbst verschieben. Denken

Sie etwa ein Jahr lang immer wieder intensiv daran, dass sie sich verschieben, und sie werden beginnen, sich zu verschieben. Wenn Sie immer wieder denken: „Dieser Zahn muss etwa 5 Millimeter rücken“, wird der Zahn sich bewegen.

Das Gleiche gilt für Ihre Augen. Gott gab dem Menschen nicht einen nutzlosen Körper mit Augen, die dazu bestimmt sind, kurzsichtig zu werden. Doch wenn man erst einmal beginnt, eine Brille zu tragen, so gewöhnen sich die Augen daran, und die Augenmuskeln bewegen sich nicht mehr so, wie Sie es wünschen. Das ist alles. Eigentlich sind Sie imstande, Ihre Augenlinsen zu bewegen.

Die verschiedenen Körperteile des Menschen haben Raum für Wachstum und Entwicklung. Folglich haben sie auch die Fähigkeit, Krankheiten zu heilen. Wenn dieser Prozess auch ein wenig Zeit erfordern mag, so bin ich doch zuversichtlich, dass eine Kombination von Denken und Handeln zur Heilung führen kann.

5
Die Wahrheit über Organtransplantationen

Organe sind nicht nur materieller Natur. Sie werden auch von Bewusstsein begleitet. In der Tat besitzen Organe auch ein spirituelles Bewusstsein.

Das Herz ist das spirituelle Zentrum, in dem die Absichten und Gefühle des Menschen konzentriert sind. Wird das Herz ohne das vollständige Verständnis und Einverständnis eines Menschen aus dessen Körper entfernt und daraufhin in den Körper einer anderen Person eingepflanzt, so wird auch ein Teil des spirituellen Körpers des Herzens mit verpflanzt.

So findet, wenn ein Herz in einen anderen Körper transplantiert wird, und der Spender seinen eigenen Tod noch nicht angenommen hat, eine spirituelle Besetzung statt. Die Seele des Spenders wird von seinem eigenen Herzen angezogen, wandert in den neuen Körper hinein, und es kommt zu einer spirituellen Besetzung. Das heißt, die Seele des Menschen, der das Transplantat erhält, und die Seele, die von ihm Besitz ergriffen hat, tritt mit dem Körper in einen Zustand der Koexistenz. Infolgedessen erleben wir unter Umständen Abstoßungsreaktionen oder andere Komplikationen. Es gibt viele dokumentierte Beispiele aus der Vergangenheit, bei welchen starke Abstoßungen die Folge einer Organtransplantation waren.

Tritt dieser Fall ein, und einer Seele wird damit die Reise in die andere Welt verwehrt, so wird diese Seele darüber hinaus in vielen Fällen zu einem verirrten Geist, da sie mit dieser Welt nicht zufrieden oder noch verhaftet ist.

Diese Geister haben die Kraft, alle möglichen Arten von Interferenzen und negativen Entwicklungen stattfinden zu lassen, so dass es sein kann, dass in der Familie desjenigen, der eine Organtransplantation erhalten hat, ein unglückliches Ereignis nach dem anderen eintritt. Dieses Problem wird seit undenklichen Zeiten als „Spuk“ bezeichnet. Dies ist die Wahrheit aus spiritueller Sicht.

Wenn ich Herzchirurgen sehe, wie sie Herztransplantationen vornehmen, ruft uns dies etwas Besonderes ins Gedächtnis: die alte Zivilisation der Mayas.

Im alten Herrschaftsreich der Mayas gab es ein Ritual, bei dem lebendigen Menschen das Herz ausgerissen und den Göttern geopfert wurde. Ich habe gehört, dass Zehntausenden, ja sogar Hunderttausenden das Herz bei lebendigem Leib ausgerissen worden war, um es den Göttern als Opfergabe darzubieten.

Ich habe den Eindruck, dass viele der heutigen Herzchirurgen im Zeitalter der alten Zivilisation der Mayas einen Beruf ähnlich dem jener Priester ausgeübt haben, die ihre Messer geschwungen und Millionen von Menschen das Herz ausgerissen haben. Vielleicht handelt es sich um Reinkarnationen ein und derselben Menschen.

Außerdem habe ich den Eindruck, dass die Herztransplantationen eher alten religiösen Ritualen gleichen als messerscharfer Wissenschaft. Befindet sich die Medizin nicht immer noch in einem unerleuchteten Stadium? Ich glaube, dass es uns, solange wir die Verbindung zwischen Körper und Seele nicht erkennen, unmöglich ist, über die amateurhafte Stufe medizinischer Behandlung hinauszukommen. Die spirituellen Körper des Menschen können Schmerz empfinden. Doch die meisten Ärzte scheinen nicht zu erkennen, dass, wenn Patienten sterben, die an einer Krankheit im Endstadium leiden und intravenöse Tropferbehandlungen erhalten, sterben, ihre spirituellen Körper immer noch den Schmerz der Nadel in ihrem Arm spüren.

Darüber hinaus ist es noch schwerer vorstellbar, welchen Qualen ein spiritueller Körper unterworfen ist, wenn Organe entfernt werden, während ein Mensch sich im „Gehirntod" befindet. Man sollte sich darüber im Klaren sein, dass die moderne Medizin immer noch in einem unzivilisierten Stadium ‚herumdümpelt'.

6

Warum ist Ihr physischer Körper sterblich?

Die Welt jenseits der unsrigen ist eigentlich die echte Welt, während diese Welt hingegen nur vergänglich ist. Diese Welt existiert als ein Ort für den Menschen, damit er sich einem Training für seine Seele unterziehen kann. In diesem Sinne ist diese Welt nicht völlig imaginär. Diese Welt ist ein Ort, an dem die Seele sich die vergängliche Form des Fleisches ausleiht, um sich selbst zum Ausdruck zu bringen.

Wie dem auch sei, ein physischer Körper muss unausweichlich den Weg des Abbaus nehmen. Wenn Sie daher Glück in dieser Welt erstreben, wird dies keine endgültige Form von Glück sein. Es ist wichtig, ein Glück zu erstreben, das über diese Welt hinaus in die nächste Bestand hat. Dies ist das Glück, das von der „Erleuchtung" kommt.

Wenn wir beispielsweise behaupten würden, dass Shakyamuni Buddha kein persönliches Glück für sich selbst erstrebt hat, so wäre dies nicht wahr. In einem buddhistischen Sutra erklärt Shakyamuni Buddha: „Niemand hat sich mehr um das Glück bemüht als ich." In der Tat strebte Shakyamuni Buddha beständig nach dem Glück der Erleuchtung.

Kurz gesagt, solange der Mensch noch mit seinem körperlichen Teil – oder dem vergänglichen Teil dieser Welt - verbunden ist, kann er das höchste Glück nicht erreichen. Diese Welt ist eine Welt im Fluss, in der alle Dinge vergänglich sind, und nichts Bestand hat. Der Mensch kann nicht für immer jung und schön bleiben. Während wir älter werden, ergraut unser Haar, wir setzen über dem Bauch eine Wölbung an und bekommen Falten im Gesicht. Schließlich werden wir krank und sterben. Geburt, Altern, Krankheit und Tod waren vor 2.500 Jahren unvermeidlich und sind es auch heute.

Die moderne Medizin strebt beständig danach, unsere Lebensspanne zu verlängern, doch ihr Erfolg ist beschränkt. Wir sind heutzutage vielmehr Leiden ausgesetzt, die es vor 2.500 Jahren nicht gab. Die Maßnahmen, die bei der Behandlung von Krankheiten im Endstadium ergriffen werden, bedeuten, dass dem Menschen viele Schläuche in den Körper gesteckt werden – ein Phänomen, das als „Spaghetti-Syndrom," bekannt ist. Ich bin der Meinung, dass ein Leben unter solchen Umständen nur reines Leiden sein kann.

In diesem Sinne lässt sich sagen, dass aus dem Bemühen um eine Verlängerung der Lebensspanne neue Formen des Leidens entstanden sind. Dies geschieht deshalb, weil die Medizin die Welt nach dem Tod nicht erkennt und glaubt, dass wir lediglich das eine Leben in dieser Welt haben.

Was das Leben in dieser Welt betrifft, ist es wichtig, dass

wir so glücklich wie möglich leben. Nachdem wir jedoch einen bestimmten Punkt überschritten haben, sollten wir gewillt sein, die Dinge zu beschleunigen. Schließlich ist diese Welt nicht mehr als ein Haltepunkt auf dem Weg in die nächste Welt.

Selbst wenn beispielsweise die Grundschule für uns eine überaus glückliche Welt war, können wir nicht ewig Grundschüler bleiben. Auch wenn wir damals womöglich geweint haben mögen und sagten: „Ich will zu meinen Freunden nicht ‚Lebewohl' sagen", werden wir von guten Freunden scheiden müssen, wenn wir in die Mittelstufe und schließlich in die Oberstufe oder eine weiterführende Schule gehen.

Obgleich ein Abschied bitter sein kann – ohne ihn sind wir nicht imstande, uns zum nächsten Schritt hin zu entwickeln. Die Menschen, die auf dieser Erde leben, müssen alle durch das Tor des Todes treten und die Trennung von Familie und Freunden erleben. Dann werden wir – gemäß unseren Errungenschaften in dieser Welt – in die nächste Welt eintreten, ein Ort, an dem wir unsere Kameraden wiederfinden werden. Dies ähnelt dem Weg, den wir durch die Schulzeit und schließlich Studienzeit an Fachhochschulen oder Hochschulen nehmen, je nach unseren persönlichen akademischen Fähigkeiten.

Folglich bringt es nichts, Trennungen zu bedauern. Letztendlich ist es am besten, wenn man das Gefühl verinnerlicht hat, dass alle Dinge vergänglich sind.

7
Lektionen von Menschen mit schweren Behinderungen und von kranken Menschen

Heute befindet sich Japan überaus im Wohlstand. Dies führt zu „Wohlstandskrankheiten“, Missachtung anderer und völlig überspannten Ambitionen. Die meisten Menschen jedoch sind sich nicht einmal bewusst, dass sie sich mit einer ‚Geisteskrankheit‘ angesteckt haben. Ich würde solche Menschen am liebsten an den Ursprungspunkt des Entstehens der Menschheit zurückbringen, damit sie überlegen können, was ihr Plan ist.

Es gibt in dieser Welt auch viele Menschen, die nicht gesegnet sind. Es gibt arme und kranke Menschen, sowie Personen, die mit Behinderungen geboren sind. Sie mögen für deren Not Mitleid empfinden, doch zugleich dienen solche Menschen als Lehrer, deren Botschaft lautet: „Was für ein Glück muss es sein, mit einem gesunden Körper oder in einer wohlhabenden Familie geboren zu sein.“

Nicht, dass ihre Seele selbst schlecht ist. Sie sind auch nicht so geboren, um nach dem Gesetz des Karmas bestraft zu werden, wie dies im alten Indien für gewöhnlich interpretiert wird.

Inmitten unserer Wohlstandsgesellschaft lehren solche bedauernswerten Menschen ihren Mitmenschen, dass sie nicht falsch handeln oder vom richtigen Weg abkommen sollten. Diese Menschen zeigen auch die Fehler in der Geisteshaltung, die begangen wurden. Indem sie uns die Probleme aufzeigen, die es gibt, bieten Menschen mit Behinderungen und solche, die nicht vom Glück bedacht wurden, Anleitungen für andere Menschen.

In den Reihen der Unglücklichen drängen sich Kinder mit schweren Behinderungen, Menschen mit unheilbaren Krankheiten und Menschen, die sich in ihrem täglichen Leben auf die Fürsorge anderer verlassen müssen. Diese Menschen könnten getarnte Bodhisattvas des Mitgefühls sein. Es gibt viele Menschen mit dieser Mission. Unter ihnen befinden sich Menschen wie Helen Keller, deren Leben einen enormen Einfluss auf die Welt genommen hat.

Auf einer niedrigeren Ebene betrachtet, gibt es Menschen, die in Armut oder Not leben, so dass ihre Existenz arrogante Menschen dazu ermahnen und diesen Gelegenheit bieten könnte zu erwachen.

Im heutigen Japan nehmen viele Menschen keine Notiz von der Tatsache, dass solche Menschen wahrhaftig ihre Lehrer sind. Und indem sie die Tatsache ignorieren, dass diese ganz speziellen Menschen geboren wurden, um Lehrer zu sein, schauen viele auf diese herab, behandeln sie schlecht, machen sich über sie lustig über sie oder haben keinerlei Gefühle irgendeiner Art diesen Menschen gegenüber. Ich halte dies für beschämend.

Wie wäre es, wenn Sie etwas mehr konkrete Aufmerksamkeit darauf verwenden und wirklich darüber nachdenken würden, was Liebe ist? Um dann Ihr Bestes zu geben, und dies in die Praxis umzusetzen.

Das Leben ist ein Übungsfeld

Man hört oft den Ausspruch: „Alle Menschen sind gleich“, doch wenn man verschiedene Menschen betrachtet, spürt man schnell, dass es zwischen ihren jeweiligen Lebensumständen extreme Kluften gibt. Sie unterscheiden sich sowohl äußerlich als auch innerlich voneinander.

Wo liegt der Ursprung für diese Unterschiede? Er findet sich nicht in diesem Leben allein. Der Mensch durchläuft auf ewig Inkarnationen, und die Ansammlungen aus vorangegangenen Leben beeinflusst sein gegenwärtiges Leben. Jeder Mensch besitzt Karma – eine Vorstellung, die mittlerweile relativ gut bekannt geworden ist.

Obgleich Karma gerechter Weise eine gute und eine schlechte Seite hat, wird diese Vorstellung meist im negativen Sinne betrachtet. Dieses Denken wird zum Beispiel in folgenden Aussagen zum Ausdruck gebracht: „Du wirst in diesem Leben von deinen Mitmenschen verletzt, weil du in vergangenen Leben selbst andere Menschen verletzt hast.“ „Du hast in diesem Leben dein Augenlicht verloren, weil du in einem anderen Leben das eines anderen ausgelöscht hast“ oder „Du hast in diesem Leben ein schlimmes Bein, weil du in einem früheren Leben das Bein eines anderen verletzt hast.“

Es herrscht die Denkweise vor, dass das karmische Gesetz von Ursache und Wirkung sich anhäuft und in diesem Leben manifestiert. Wenn wir bei jemandem eine

Rückführungssitzung seines Lebens durchführen und dabei die früheren Leben dieser Person untersuchen, ist es Fakt, dass wir mit einem bestimmten Grad an Wahrscheinlichkeit sagen können, dass solch ein Zusammenhang besteht. Betrachten wir unser Leben daher als Übungsfeld, so ist das markanteste Problem daran nicht nur das, was aufgrunddessen in diesem Leben entstanden ist, sondern es sind in vielen Fällen auch die ursächlichen Handlungen in jenen früheren Leben.

Diese Vorstellung von Karma sollte man jedoch nicht nur nach dem Motto betrachten: „Lob für die Verdienste und Strafe für die Sünden". Natürlich kann jemand, der in einem früheren Leben einen Mord begangen hat, in diesem Leben ein tödliches Ende durch Mord finden. Dennoch handelt es sich hierbei nicht zwangsläufig um eine Bestrafung. Wird ein Mensch wiedergeboren, so wählt er für sich aus, welches Leben er gern führen möchte. Da manche Menschen nur durch Erfahrungen zur Erleuchtung gelangen, wählen solche Menschen für sich in der Tat ein raues Umfeld für ihre nächste Inkarnation aus.

Daran können wir ablesen, dass der Plan des Lebens nicht nur gute Dinge enthält. Er umfasst auch die notwendigen Prozesse, damit Ihre Seele im höchsten Maße wachsen und sich weiterentwickeln kann. Wer solch ein Leben für sich plant, ist sich der Schwierigkeiten, mit welchen er konfrontiert werden wird, nur zu gut bewusst.

Teil II

Fragen & Antworten
Effektive Tipps für Geist und Körper

Teil II Kapitel 1

Den Geist heilen

1

Hilfen bei leichten Depressionen

F: Viele Menschen leiden heutzutage unter einer leichten Form von Depression. Bitte erklären Sie aus spiritueller Sicht die Ursachen sowie die Gegenmaßnahmen bei einer leichten Depression.

A: Betrachten wir zunächst die Ursachen für dieses Leiden, so stellen wir fest, dass in vielen Fällen irgendein Einfluss durch Geister am Werk ist.

Ich möchte Sie an dieser Stelle jedoch daran erinnern, dass sich beide Seiten - das Wesen, das einen Menschen besetzt bzw. beeinflusst, sowie derjenige, der beeinflusst wird – auf der gleichen spirituellen Wellenlänge befinden.

In solchen Situationen werden verschiedenste Arten von Geistern angezogen. Betrachten wir jedoch die Arten von Geistern, die erscheinen, so können wir daraus augenblicklich folgern, welcher Teil des Geistes dieses Menschen krank ist. Eine Entität, die keine geistige Verbindung hat, wird nicht erscheinen. Es wird immer und ohne Ausnahme eine Art von Vertrautheit geben. Dies ist ein Grundprinzip.

Ist jemand folglich einem Einfluss durch Geister ausgesetzt, so muss er sich selbst betrachten, um sicher zu sein, dass in seinem Geiste nichts ist, was diese Geister einlädt.

Hilfen bei leichten Depressionen 1
- Reflektieren Sie in aller Ruhe über Ihre geistige Gesinnung

Wenn Sie sich in dieser Situation befinden, ist die Lehre von der Selbstreflektion am effektivsten. Selbstreflektion ist der Königsweg zur Erholung. Reflektieren Sie in Ruhe über Ihre geistige Gesinnung.

Wenn fremde Geister in der Nähe sind, oder wenn eine Person für Besetzungen durch Geister anfällig ist, wäre die normalste Reaktion die Tendenz, einem anderen die Schuld dafür zuzuschieben. Ganz spontan beschuldigen Sie andere. Unweigerlich setzen Sie an zu sagen: „Jene Person hat falsch gehandelt“ oder: „Er ist Schuld.“

Manifestiert sich diese Tendenz, so überlegen Sie genau, ob dies wirklich Ihre eigene Meinung ist. Ist es Ihre eigene Meinung oder stammt diese Idee von einem anderen, der Sie dazu gebracht hat, so zu denken? Über diesen Punkt müssen Sie in Ruhe nachdenken.

Bevor Sie jemand anderem die Schuld an den Dingen geben, sollten Sie zunächst Ihren Geist beruhigen und dann prüfen und sicherstellen, dass in Ihrem Geist nicht irgendwelche

Probleme ‚herumgeistern'. Wenn Sie Probleme haben, bedeutet dies auch, dass Sie sich in Selbstreflektion üben sollten. Selbst wenn dieser Prozess zeitraubend ist, so müssen Sie dennoch weitermachen und jede Wolke aus Ihrem Geist entfernen. Wenn Sie tiefe Reue empfinden können, werden Sie mit Sicherheit stärker werden. Selbstreflektion zu üben ist die erste Wahl.

Hilfen bei leichten Depressionen 2 — Kämpfen Sie nicht, lassen Sie die Zeit für Sie arbeiten

Eine weitere Methode, um leichte Depressionen zu behandeln, wenn alles aus den Fugen geraten zu sein scheint, besteht darin, darauf zu achten, dass man nicht zu sehr kämpft. In solchen Momenten denkt man gern: „Ich muss jetzt sofort etwas unternehmen." Wenn Sie jedoch zu sehr kämpfen, werden Sie merken, dass Sie noch tiefer in die Falle geraten.

Ein Grundprinzip lautet, dass eine Besetzung durch einen bösen Geist nicht lange andauert. Der Grund dafür ist, dass der wahre Ort, an den dieser gehört, die Hölle ist. Die Hölle ist eine Welt, die aus einem Gewirr von Unmutsäußerungen besteht, eine Welt des Verfolgungswahns, in der jeder Böswilligkeiten mit offenen Armen empfängt. Selbst wenn die Bewohner jener Welt zeitweilig Menschen auf der Erde besetzen, werden sie, wenn sie eine Person über lange Zeit besetzen, selbst ebenfalls zu leiden beginnen, da die Schwingungen der Hölle und die unserer Welt sich voneinander unterscheiden.

Es leidet nicht nur der Mensch, der besetzt ist, sondern auch der Geist, der ihn besetzt. Bitte bedenken Sie diese Tatsache. Sollte derjenige, der besetzt wird, sich insbesondere „der Erforschung der rechten Gesinnung" widmen, so wird der besetzende Geist beträchtlich leiden. Denken Sie folgendermaßen: „Ich leide gerade, aber die andere Seite leidet auch." Solch eine Situation kann nicht allzu lange andauern.

Folglich kann selbst jemand, der spirituell noch nicht genügend erwacht ist, in der Regel davon ausgehen, dass er innerhalb von etwa drei, maximal jedoch sechs Monaten von der Besetzung befreit wird. Nimmt man einen normalen Lebensstil an, wird der besetzende Geist mit Sicherheit gehen. In Fällen, in welchen die Besetzung vorübergehend eine leichte Depression ausgelöst hat, dauert es nicht länger als dies.

Der Grund dafür, weshalb dies nicht länger andauert, ist der, dass die Kameraden des Geistes in der Hölle ihn mit Sicherheit zurückholen werden. Sie werden versuchen, ihn wieder zurückzuzerren, indem sie sagen „Wie lange möchtest du gern Spaß haben?" Daher wird es nicht lange dauern.

Warten Sie daher bitte, bis Zeit verstrichen ist. Falls Sie in diesem Zeitraum kämpfen und etwas Dummes tun, werden Sie unerwünschte Nebenwirkungen zu spüren bekommen. Daher ist es am besten, ein wenig abzuwarten. Besitzen Sie die Stärke, ein halbes Jahr warten zu können, garantiere ich Ihnen, dass die Dinge sich zum Besseren wenden werden.

Hilfe bei leichten Depressionen 3 — Machen Sie sich auf das Schlimmste gefasst

Eine weitere Methode besteht darin, zum positiven Denken überzugehen. Denken Sie immer nur an schlimme Dinge, so werden Sie unweigerlich zum Opfer dieser Dinge. Leiden Sie unter einer leichten Depression und stehen unter einem starken Einfluss durch Geister, so neigen Sie dazu, in Gedanken aus einer Mücke einen Elefanten zu machen. Eine winzig kleine schlimme Sache von der Größe eines Fingerhuts wird dann ungeheuer groß. Im Geiste solch einer Person werden sogar kleine Missgeschicke zu einer Angelegenheit auf Leben und Tod – sich auftürmende Probleme mit erderschütternden Auswirkungen.

In solch einem Moment ist es erforderlich, sich wieder in einen geistigen Ruhezustand zu begeben. Während sich Ihr Geist beruhigt, sollten Sie denken: „Selbst wenn ich mein Leben verlieren sollte, so kann mir niemand meine unsterbliche Seele nehmen."

Da die Seele des Menschen unsterblich ist, kann man ihm in Wirklichkeit nichts wegnehmen. Wir besitzen eine unsterbliche Seele und das ewige Leben. In diesem Sinne kann man niemandem das Leben nehmen. Das Schlimmste, was passieren kann, ist, dass Sie Ihr Leben in dieser Welt verlieren. Normalerweise passiert dies nur, wenn Ihre familiären Beziehungen schwierig werden, wenn Sie von anderen abgewiesen werden oder von Ihrem Betrieb gekündigt werden.

Doch niemand kann soweit gehen und Ihnen Ihr ewiges Leben nehmen. Da dies unmöglich ist, sollten Sie versuchen, sich das „Worst-Case-Szenario" vorzustellen und auf das Schlimmste gefasst sein, indem Sie denken: „Ich glaube, dass ich selbst unter diesen Umständen weiterleben kann." Sind Sie auf das Schlimmste gefasst und bereit dazu, so kann Sie nichts mehr schrecken.

Haben Sie auf diese Weise Ihren Willen gestärkt, werden Sie, wenn Sie ein wenig abwarten, bald imstande sein, mehrere „Lichtsamen" zu sehen.

Obgleich Sie bis dahin womöglich nur an negative Dinge gedacht haben, werden mit Sicherheit nun auch positive Dinge geschehen. Es gibt keinen Grund, weshalb weiterhin unaufhörlich negative Dinge geschehen sollten. Sind Sie gewillt, ein halbes Jahr zu warten, werden bereits nach einem Monat oder sogar schon nach 14 Tagen gute Dinge geschehen. Versuchen Sie also, diese Gelegenheiten nicht zu versäumen.

Diese Samen müssen Sie hegen. Achten Sie sehr genau auf die guten Dinge, die Sie getan haben, auf die guten Dinge, die sich ereignet haben, sowie auf andere frohe Ereignisse, und nähren Sie diese Samen, so dass sie zu wachsen beginnen. Indem Sie Ihr Glück mehren, wird Ihr Unglück verschwinden. Diese Methode – nämlich eine Kerze anzuzünden, um die Finsternis zu vertreiben, ist in der Tat eine feine Strategie.

Wenn es insbesondere Menschen, die unter einer leichten Depression leiden, schwer fällt, gegen die eigenen negativen

Anteile anzukämpfen, wäre es leichter, das positive Denken anzuwenden. Sie sollten ihre Denkweise ändern, nach dem Motto: „Ich hoffe nur auf Gutes."

Wir haben erörtert, was für Menschen, die unter einem spiritistischen Einfluss leiden, generell empfehlenswert ist. Was sollten Sie denn nun tun, wenn sich in Ihrem Bekanntenkreis jemand in solch einem Zustand befindet?

Loben Sie zunächst die guten Aspekte dieser Person. Mit diesem Einstieg sind Ihnen die besten Ergebnisse garantiert. Kritisieren Sie die negativen Seiten jener Person, so wird diese nur noch viel mehr außer Kontrolle geraten. Achten Sie aus diesem Grund darauf, dass Sie mit einem Lob und einer lockeren Unterhaltung beginnen.

Es ist wichtig, diese in einer harmonischen Atmosphäre zu empfangen. Solch ein Freundeskreis bzw. solche stützenden Gedanken von Freunden sind wichtig. Selbst wenn jemand sich allein nicht gegen böse Geister wehren kann, so können die bösen Geister nicht gewinnen, wenn Menschen sich um ihn herum sammeln, um zu helfen.

Wer nur die dunkle Seite betrachtet, kann jede Menge an düsteren Dingen finden. Dennoch werden Menschen, die die Seite des Glücks betrachten, feststellen, dass die Glücksmomente zunehmen. Bitte unternehmen Sie Anstrengungen in dieser Richtung.

2

Schädliche Einflüsse durch Diätfehler

F: Viele junge Frauen gehen bei Schlankheitskuren heutzutage zu weit, und ich mache mir Sorgen darüber, dass dies einen schlechten Einfluss auf ihren Geist und ihren Körper nehmen könnte.

A: Eine Diät, die gemäß normalen, gesunden Methoden ausgeführt wird, ist göttlich, und es gibt keinen besonderen Grund zur Besorgnis. Ist eine Diät jedoch unvernünftig, und werden die Zuführung von Essen und Trinken auf ein extremes Maß reduziert, so kann der Betreffende letzten Endes Opfer für die Besetzung durch eine der Wanderseelen aus der Hölle werden, die unter dem Begriff „hungrige Geister" bekannt sind.

Heutzutage setzen junge Frauen „schlank sein" mit „schön sein" gleich. Viele von ihnen werden in der Tat so rank und schlank wie eine Bohnenstange. Damit sie enge Kleidung tragen können, leben sie ohne zu essen, überleben von wenig mehr als Salaten und Säften und werden rasch immer dünner und dünner.

Obgleich sie ordnungsgemäß schlank werden, fallen sie oft wieder in ihr altes Gewicht zurück. Nachdem sie bis aufs

Skelett abgemagert sind, verfallen sie anschließend ins andere Extrem und essen beständig, so dass sie, obgleich sie vielleicht zehn Kilogramm verloren haben, am Ende 20 kg schwerer sind als ihr Ausgangsgewicht. Auf diese Weise lässt sich bei einer Frau, die immer wieder zwischen Gewichtsverlust und Gewichtszunahme hin- und herschwankt, sehr leicht ableiten, dass ein spiritistischer Einfluss am Werk ist – mit anderen Worten: Sie ist besessen.

In der Hölle gibt es nicht nur menschliche Geister, es gibt es dort auch viele Tiergeister. Die Höllen, in die die Tiere kommen, sind oft seichte Welten, und in fast allen Fällen stürzen sie in die Hölle, weil sie verhungert sind, oder weil sie angegriffen und getötet wurden. Tiere, die bei einem Unfall gestorben oder verhungert sind bzw. aufgefressen, getötet o.ä. wurden, können nicht ins Himmelreich kommen und enden folglich in der Hölle für Tiere.

Einige Tiergeister entrinnen dieser höllischen Welt und machen sich an menschliche Wesen in dieser Welt heran. Sie neigen dazu, menschliche Wesen zu besetzen, besonders Kinder, die übermäßig aufs Essen fixiert sind. Besetzt solch ein Geist eine Person, so führt dies zu einem abnormen Appetit.

Zählen Sie selbst zu diesen Menschen, so ist es wichtig, dass Sie die Lehren von Happy Science gründlich studieren und einen fröhlichen Geist und Selbstkontrolle pflegen. Mit anderen Worten: Ihr Geist muss Meister über Sie selbst sein. Sie müssen sich auch disziplinieren und Anstrengungen unternehmen, Ihre Lebensgewohnheiten zu korrigieren, also einen achtsamen Lebenswandel zu pflegen. Außerdem ist es, was das Essen betrifft, am besten, wenn Sie sich bemühen, Ihr Essverhalten mit logischen Beschränkungen unter Kontrolle zu halten.

Wenn Sie Diäten im angemessenen Rahmen praktizieren, wird dies keine Brücke zur Hölle schlagen. Wenn Sie sich jedoch Extremen hingeben, können die Wandergeister der Hölle oder die Tiergeister Sie sehr wohl besetzen.

Umgekehrt könnte es sein, dass Sie, weil Sie besessen sind, feststellen, dass Sie einen abnormen Appetit entwickelt haben oder nachtaktiv geworden sind. Besonders wenn sich jemand mitten in der Nacht Gang für Gang der Schlemmerei hingibt und sich anschließend erbricht, lässt sich daran leicht ableiten, dass dies in beinahe allen Fällen eine Folge der Besetzung durch einen Tiergeist ist, der in die ‚Hölle der hungrigen Geister' gestürzt ist, oder aber durch einen menschlichen Geist ist, der verhungert ist.

Wenn Sie sich selbst überprüfen oder Familienmitglieder oder andere Menschen die Sache betrachten lassen und feststellen, dass Ihr Lebensstil ein wenig unnormal ist, so ist es wichtig, diesen zu korrigieren. Abstinenz, Sorgfalt und Disziplin – wenn Sie diese Tugenden von ganzem Herzen berücksichtigen, bin ich mir sicher, dass Sie imstande sein werden, jeglichem animalistischen Einfluss zu entgehen.

3
Friedlicher Schlaf ohne Störung durch Geister

F: Manchmal träume ich schlecht. Dabei kann es sich um furchteinflößende Albträume handeln, oder aber ich habe das Gefühl, dass ich durch mein Gelähmtsein ans Bett gefesselt bin. Was kann ich tun, damit ich tief schlafen kann?

A: Wenn Sie unter schrecklichen Albträumen leiden, können wir in den meisten Fällen daraus schließen, dass ein böser Geist in der Nähe ist. Fühlen Sie sich umgekehrt gefesselt, so dass Ihr schlafender Körper sich überhaupt nicht bewegen kann, oder scheint es, ein Gewicht würde auf Ihrer Brust lasten, so sind böse Geister gekommen, die in verschiedenen Formen Schindluder treiben. Werden Sie mitten in der Nacht auf diese Weise niedergedrückt, so möchte ich Ihnen einige Methoden anbieten, wie Sie solchen Situationen entkommen können.

Hilfen bei Besetzungen durch Geister
1.Schritt **Gebete**

In erster Linie kann dies durch Beten gelöst werden. Daher sollte für ein Mitglied von Happy Science die typische Methode die sein, mich und die spirituelle Hilfsgruppe unserer

Organisation sowie deren Schutzwesen mit Gebeten wie diesen um Hilfe zu bitten: „Worte der Wahrheit - Dharma der rechten Gesinnung", „Gebet zum Herrn", „Gebet zur Austreibung böser Geistwesen" und „Gebet zu den Schutz- und Führungswesen" (Sutras nur für Mitglieder von Happy Science).

Zusätzlich ist das Beste, was Sie tun können, sofern Sie Ihre Hand regen können, das Licht einzuschalten und mit Licht weiterzuschlafen. Da es für böse Geister leichter ist, sich im Dunkeln anzuschleichen, sollten Sie versuchen, Ihre Lampe brennen zu lassen.

Versuchen Sie auch, einen meiner Vorträge auf CD oder Kassette usw. anzuhören. Dies wird den bösen Geistern zutiefst missfallen, und sie werden weglaufen. Sind Sie normalerweise von bösen Geistern besessen, sollte es Ihnen dies ermöglichen, gut zu schlafen. Dies funktioniert auch gut bei Menschen, die nur nachts von bösen Geistern angegriffen werden. Dies ist eine weitere Methode.

2. Schritt **Atemübungen**

Atemübungen bieten eine weitere Lösungsmöglichkeit. Wenn Sie sich nicht bewegen und überhaupt nicht wehren können, sollten Sie eine kleine Verschnaufpause einlegen, um wieder zu Ihrem eigenen Geist zurückzufinden.

Versuchen Sie, während Sie daliegen, aus der unteren Magengegend unterhalb Ihres Bauchnabels heraus zu atmen.

Der Gedanke, der dahintersteht, ist, Ihren Körper mit frischem Sauerstoff zu versorgen. Versuchen Sie einzuatmen. Wenn Sie es schaffen, diese Tiefenatmung mehrere Male hintereinander zu wiederholen, werden Sie merkwürdigerweise feststellen, dass die bösen Geister Sie verlassen haben.

Eines der Geheimnisse dieser Atemübung besteht darin, dass, während Sie atmen, Licht in Ihren Körper einströmt. Geschieht dies, so werden die bösen Geister aufsteigen und Ihren Körper verlassen. Oder aber die Hände der bösen Geister, die Sie niederdrücken, werden loslassen. In diesem Moment werden Sie frei sein.

Auf diese Weise entkommen Sie dank der Atemübung.

3. Schritt **Positives Denken und Selbstreflektion**

Eine weitere Methode besteht darin, Ihre Sichtweise in eine positive zu verwandeln. Die Tatsache, dass Ihnen böse Geister nahe kommen können, ist der Beweis dafür, dass die Wellenlängen, die von Ihrem Geist ausgesandt werden, und die Wellenlängen der bösen Geister die gleichen sind. In diesem Fall sollten Sie die Situation umkehren. Sie müssen jegliches Denken an negative Dinge ablegen und Ihren Blick auf das Licht richten. Denken Sie im Geiste nur an wundervolle, positive Dinge. Dies ist eine weitere Methode, um mit dieser Bedrohung umzugehen.

Eine andere Strategie besteht darin, sich in Selbstreflektion zu üben. Selbst wenn das Gewicht, das auf Ihrer Brust lastet,

Ihren Körper daran hindert, sich zu bewegen, und Sie Ihre Hände nicht mehr bewegen können, so bedeutet dies nicht, dass diese Lähmung bis in Ihren Kopf übergeht. Beschäftigen Sie sich daher, während Sie daliegen, mit Selbstreflektion.

Befinden Sie sich in solch einer Situation, so bedeutet dies, dass Sie irgendwann vorher Probleme mit menschlichen Beziehungen gehabt haben. Versuchen Sie in dieser Situation, über den Menschen nachzudenken, mit dem Sie am wenigsten zurechtkommen, über den Menschen, von dem Sie denken: „Ich kann ihn nicht ausstehen“ oder „Wenn sie nur nicht hier wäre.“ Gibt es jemanden in Ihrem Leben, auf den diese Beschreibung passt, so versuchen Sie, an ihn zu denken und sich in Selbstreflektion zu üben. Beginnen Sie in jedem Fall damit, dass Sie sich bei dieser Person entschuldigen.

4
Angstzustände aufgrund der Menstruation

F: Frauen neigen während der Menstruation zu Gefühlsschwankungen. Wie kann eine Frau in diesem Zeitraum ihren Geist effektiv unter Kontrolle halten?

A: Der Grund dafür, weshalb eine Frau das ‚Handicap' der Menstruation auf sich nehmen muss, besteht darin, dass diese Erfahrung Lernstoff für ihre Seele bietet.

Wenn wir dieses Problem angehen, müssen wir jedoch von der bloßen Assoziation der Menstruation mit Isolierung abkommen, und diese stattdessen als Teil des Kettenprozesses betrachten, der die Geburt, das Aufziehen und Stillen eines Kindes mit beinhaltet.

Ich glaube, dass dies so ist, weil Frauen andere ‚Handicaps ' haben als Männer. Zweifellos können wir sagen, dass die Tatsache, dass eine Frau vor der Geburt ein Kind nahezu ein Jahr lang tragen muss, eine unumstößliche Realität ist. Während dieser Zeit ist sie in der Arbeit, die sie leisten kann, eingeschränkt.

Außerdem dauert es beinahe 20 Jahre vom Zeitpunkt der Geburt eines Kindes an gerechnet, bis es das Erwachsenenstadium erreicht hat. Es gibt neben dem

Menschen keine andere Tierrasse mehr, die 20 Jahre lang braucht, bis sie ausgereift ist. Die meisten Tiere können direkt nach der Geburt laufen und erreichen das Erwachsenenalter innerhalb eines Jahres. Ein Mensch jedoch braucht 20 Jahre dafür. Hier müssen wir erkennen, dass dem Ganzen ein bestimmter Plan zugrunde liegt. Wenn eine Frau ein Kind gebärt und dann den Prozess durchläuft, dieses Kind aufzuziehen, so sind dies heilige Aufgaben, und es ist dabei ein Mechanismus am Werk, der ihr genau zeigen soll, welch ein bedeutsames Unternehmen dies ist.

Dennoch ist da noch Raum, um zu prüfen, ob dieser Mechanismus unabänderlich ist oder nicht. Obgleich es verschiedene Möglichkeiten geben könnte, ist es wahr, dass es ein Wesen gibt, das diesen Mechanismus geschaffen hat, indem es dachte: „Menschliche Seelen können durch solch einen Mechanismus mehr lernen."

Auch wenn diese Situation für Frauen recht unangenehm zu sein scheint, können wir darin den Wunsch des Schöpfers entdecken, dass die Frauen alle Schmerzen und Schwierigkeiten überwinden mögen, auch die Gefühlsschwankungen, welchen sie unterworfen sind, während sie die Menstruation durchlaufen, und erkennen, dass dies das heilige Werk ist, um die menschliche Rasse zu erhalten.

Gäbe es die Menstruation nicht, und würden die Kinder einfach so ‚herausflutschen' und geboren werden, als würden sie aus dem Ei schlüpfen, so wäre es für die Frauen einfach, und ihre Angst würde zweifellos verschwinden. Andererseits jedoch fürchte ich, dass sie auch die Verbindung zu ihrer heiligen Mission verlieren würden, Nachkommen das Leben zu schenken und diese dann zum Erwachsenen großzuziehen.

Menschliche Gefühle können nicht nur durch die Menstruation, sondern auch durch Krankheiten ins Schwanken kommen. In der Tat werden sehr wenige Menschen krank, ohne zugleich auch Gefühlsschwankungen zu bekommen. Die Menschen können auch je nach ihrer körperlichen Verfassung Stimmungsschwankungen erleben. Jemand, der sich erkältet hat, fühlt sich auch schwach. Ist er genesen, fühlt er sich wieder normal.

Niemand kann physiologischen Phänomenen entrinnen. Zu einem gewissen Maße können wir solchen körperlichen Handicaps nicht entrinnen, solange wir in dieser Welt leben. Folglich müssen wir unsere geistige Gesinnung zurechtrücken und uns darauf konzentrieren, wie wir Probleme minimieren und bessere Ergebnisse erzielen können.

Frauen mögen zwar das Handicap der Menstruation haben. Diese als unausweichliches Schicksal zu betrachten, dürfte jedoch eine zu negative Sichtweise sein. Ich bin der Meinung, dass Frauen vielmehr, indem sie Gefühlsschwankungen erleben, Zierlichkeit und Eleganz erlangen. Es ist auch wahr, dass sie damit Gelegenheit zur Innenschau haben. Außerdem glaube ich, dass die Tatsache, dass die Seele eines Kindes in den physischen Körper einer Frau kommt, beweist, dass eine

Frau eine viel spirituellere Existenz ist als ein Mann.

Gibt sich ein Mann nur seinem Beruf hin, so ist es sehr wahrscheinlich, dass er ein Leben führen wird, das wenig Bezug zu Spiritualität hat. Da eine Frau jedoch „das Zuhause eines Kindes“ ist, können wir sagen, dass sie in gewisser Weise ein spirituelles Medium ist. Da in ihrem Körper für beinahe ein Jahr ein Geist wohnt, können alle Frauen als Hellseherinnen betrachtet werden. Dadurch unterscheiden sie sich von Männern. Obgleich Männer nicht spirituell sein müssen, haben alle Frauen per definitionem die Grundzüge einer Hellseherin.

Wenn Sie dies als „negative Facetten“ betrachten, können Sie die es zweifellos als „Gefühlsschwankung“ bezeichnen. Doch wenn Sie es als gute Aspekte sehen, sind diese Beweis dafür, wie tief die Winkel ihres Herzens reichen, wie sehr sie die Gefühle verschiedener Menschen verstehen kann, und welche Fähigkeit sie hat, solche Dinge wie Kunst, Schönheit und Literatur zu genießen. Ich glaube, es ist wichtig, dass wir diese positiven Aspekte entdecken.

5
Alte Traumata überwinden

F: Was können wir tun, um Ängste abzubauen, die von alten Traumata herrühren, wie etwa die Angst vor Männern infolge sexuellen Missbrauchs oder aufgrund von Zwangsneurosen?
A: Die Psychologie hat im Laufe des letzten Jahrhunderts viele Worte über sexuell bedingte Traumata und Ängste verloren. Dennoch gehen in vielen Fällen, soweit ich es sagen kann, die Ursachen von Angst und Schrecken über die Erfahrungen dieser Welt hinaus – die Wurzeln solcher Ängste liegen viel, viel tiefer.
Ohne spirituelle Rückführungen in frühere Inkarnationen können wir die wahre Ursache in keinem Falle festmachen. Was dieses Leben betrifft, so können die Ursachen ganz unterschiedlich sein, u.a. Gewalt in der frühen Kindheit oder Opfer sexuellen Missbrauchs. Es ist auch nicht falsch zu sagen: „Das ist die Ursache und der Grund dafür, weshalb du heute so bist." Geht man jedoch der Sache tiefer auf den Grund, so ergibt sich in sehr vielen Fällen, dass das Gefühl von Angst und Schrecken auf frühere Inkarnationen zurückgeführt werden kann.
Gab es in einem früheren Leben eine bittere Erfahrung, wie etwa Tod in einer Schlacht, Tod aufgrund einer schweren Krankheit,

aufgrund eines unerwarteten Unfalls oder Verrat durch einen anderen Menschen, so kann es sein, dass die Auswirkung dieser Erfahrung bis in dieses Leben hineinreicht.

Beispielsweise ist es nur natürlich, dass jemand, der in einer Flut umgekommen ist, Angst vor Wasser hat. Jemand, der bei einem plötzlichen Überfall in der Nacht getötet wurde, oder jemand, der während der Zeit der Bürgerkriege unvermittelt und willkürlich auf offener Straße niedergestochen wurde, könnte sogar bis in dieses Leben hinein ununterbrochen unter unbekannten Ängsten leiden. Auch wenn es möglich ist, den Ursprung der Angst in diesem Leben zu finden, ist es eine Tatsache, dass die Wurzel weit tiefer zurück in der Vergangenheit zu finden ist.

War in der Vergangenheit ein Mensch unglücklich und starb durch ein Unglück, vielleicht, weil er einem Erdbeben zum Opfer fiel, von Felsbrocken erschlagen wurde, an der Pest starb oder weil sein Dorf angegriffen wurde, so ist es wahrscheinlich, dass der Einfluss dieser Erinnerungen noch tief in der Seele hängt.

Ohne spirituelle Nachforschungen wird dieser Hintergrund in diesem Leben völlig im Dunkeln bleiben. Die Psychologie und andere Studien sind jedoch auf der Suche nach Ursachen in diesem Leben und stochern damit ziemlich im Nebel.

Früher habe ich zu zahlreichen Gelegenheiten gepredigt: „Ihr könnt die Vergangenheit nicht ändern. Ihr könnt jedoch die Zukunft verändern. Arbeitet also daran, die Zukunft zu verändern.“ In Wirklichkeit jedoch gibt es einen weiteren

Schritt: „Wenn ihr die Gegenwart ändert, könnt ihr sogar die Vergangenheit verändern."

Die Vergangenheit, so, wie Sie sie sehen, ist wirklich nur „Vergangenheit", die man durch die „Brille der Gegenwart" betrachtet. Wenn Sie heute daher glücklich sind, so wird alles glücklich erscheinen, ganz gleich, was Sie in der Vergangenheit erlebt haben. Verstehen Sie, wovon ich spreche?
Selbst wenn Sie vor langer Zeit verschiedene Unglücksfälle, wie etwa Krankheit, Bankrott, eine verlorene Liebe usw. erlebt haben, so werden Sie, wenn Sie heute glücklich sind, denken: „Nun, indem ich all das durchgemacht habe, habe ich mein gegenwärtiges Glück gefunden, und alles hat sich zum Besten entwickelt". Mit anderen Worten: Alles wird wie die Saat für Ihr gegenwärtiges Glück erscheinen.

Wenn Sie jedoch denken: „Ich bin jetzt unglücklich", dann werden Sie eine lange Liste von Gründen für Ihr Unglücklichsein anführen: „Diese Krankheit hat mich ruiniert", „Dass ich durch diese Prüfung gefallen bin, hat mir den Rest gegeben", „Ich stecke in dieser Situation, weil sie mich so im Stich gelassen hat", „Ich bin unglücklich, weil unsere Familie bankrott ist", „Ich bin zu dem geworden, was ich bin, weil mein Vater mich missbraucht hat als ich klein war", „Das ist nur, weil ich als Kind geschlagen wurde" oder „Alles nur, weil meine Geschwister mich immer herumgestoßen haben".
Auch wenn die Menschen vielleicht glauben, dass die Ursachen für ihr Unglücklichsein in der Vergangenheit liegen – wenn

sie genau hier und jetzt beschließen, glücklich zu sein, dann wird alles einen goldenen Glanz annehmen. Folglich lautet die Wahrheit: „Du kannst die Vergangenheit verändern. Wer sein gegenwärtiges Selbst ändert, verändert damit auch seine Vergangenheit."

Unter Menschen, die großen wirtschaftlichen Erfolg errungen haben, befinden sich einige, die ohne zu zögern sagen würden: „Ich bin froh, dass ich arm war, als ich jung war. Ich wollte der Armut so gern entrinnen, dass ich unbeirrt weitergemacht habe und zu dem geworden bin, der ich heute bin. Wäre meine Familie reich, und ich wohlhabend gewesen, so wäre ich vielleicht gar nicht dahin gekommen, wo ich heute bin. Gerade weil ich arm war, habe ich das Glück erlangt." Wenn man die Ergebnisse so betrachtet, so scheint dies der Fall zu sein.

Wenn Sie für Ihre gegenwärtige Situation nach Gründen in der Vergangenheit suchen, so zeigt Ihnen das nur, dass Sie immer noch ein wenig verdorben sind. Wenn Sie es Ihrem gegenwärtigen Selbst erlauben, ein strahlendes Licht von sich zu geben, dann wird auch die Vergangenheit in einem anderen Licht erscheinen.

Wenn Sie in Ihrer Vergangenheit nach den Gründen suchen, weshalb Sie nicht glücklich sein können, werden Sie unzählige Ursachen finden. Es kann jedoch auch alles ein „Same des Glücks" sein. Wenn Sie Ihre Vergangenheit ergründen und die Ursache finden, die Sie zu dem gemacht hat, der Sie heute sind, so ist dies eine Methode, die Ihnen einen Anhaltspunkt geben kann. Doch es bleibt Tatsache, dass, wenn Sie sich eben jetzt verändern, alles in der Vergangenheit anders erscheinen wird. Es kann sich die Vergangenheit in diesem Leben verändern. Sie können aber auch Unglück in einem früheren Leben als den Samen für Ihr Glück in diesem gegenwärtigen Leben betrachten. Es ist wahr, dass Sie so weit in der Zeit zurückgehen können, um Ihr Leben umzudrehen. Bitte haben Sie genügend Seelenstärke, genau dies zu tun.

Wenn wir die Vergangenheit verändern können, so ist es sehr leicht, die Zukunft zu verändern. Da wir darüber sprechen, was von diesem Punkt an geschehen wird, bedeutet dies mit Sicherheit, dass es genügend Raum zur Veränderung gibt.

6

Hilfe für Menschen mit sexueller Identitätsstörung

F: Ich habe einen Freund, der unter einer sexuellen Identitätsstörung leidet. Er ist verwirrt über die Kluft zwischen seinem Körper und seiner Seele, die ihn tagtäglich schwer belastet. Bitte geben Sie mir einen Ratschlag für ihn.

A: Es gibt drei Arten von Menschen: Der Typus, der wiederholt als Mann geboren wird, der Typus, der, wie die Göttinnen, wiederholt als Frau geboren wird, sowie der Typus, der beide Geschlechterrollen annimmt. In letzter Zeit wird auf Menschen mit sexueller Identitätsstörung viel Aufmerksamkeit verwendet: Diese tritt auf, wenn jemand in diesem Leben als Mann geboren wird, nachdem er in früheren Leben wiederholt als Frau geboren wurde, und umgekehrt. Mit anderen Worten: Ein Mensch wurde mit dem gegenteiligen Geschlecht dessen geboren, was er in der Vergangenheit war, und erlitt in diesem Fall einen kleinen Schock, d.h. es unterlief ein kleiner Fehler, während sich die gegenwärtige Reinkarnation noch in der Planungsphase befand.

Beispielsweise mag jemand, noch bevor seine Geburt bestimmt war, gedacht haben: „Diese beiden müssen unbedingt meine Eltern werden". Es stellt sich jedoch heraus, dass dieses

Paar sich nur für ein Kind entscheiden wird. In solch einem Falle wurde die Seele geschaffen, um in einen weiblichen Körper einzutreten, obwohl die Intention ursprünglich war, als Mann geboren zu werden. Nach der Geburt denkt die Person: „Hey, obwohl ich eigentlich ein Mann werden wollte, bin ich schließlich eine Frau geworden. In was für ein Schlamassel bin ich jetzt da bloß geraten."

Solche Menschen haben ihr Leben nicht genau genug geplant. Manche Menschen haben perfekte Pläne erstellt, andere nicht. Im Falle von Personen mit sexuellen Identitätsstörungen hatten sich die Betreffenden „vertan" und wurden schließlich als das andere Geschlecht geboren. Nahezu all diese Menschen haben diesen Fehler begangen. Verspürt ein Mensch also starke sexuelle Konflikte, so bedeutet dies, dass dessen Seele sein Selbst als das andere Geschlecht betrachtet.

Was passiert mit dem Geschlecht eines Individuums, wenn es in die andere Welt zurückkehrt?

Lebt jemand in dieser Welt als Frau, so wird diese, wenn sie in die andere Welt zurückkehrt, normalerweise das Bewusstsein einer Frau behalten, bis sie zur nächsten Inkarnation bereit ist. Entsprechend ist es auch für einen Mann normal, ein männliches Bewusstsein beizubehalten. Nachdem dies so ist, bin ich der Meinung, dass im Falle Ihres Freundes der Lebensplan durchkreuzt wurde.

Heutzutage gibt es Fälle von vorsätzlichen Abtreibungen

und vielen anderen Komplikationen. Es kann vorkommen, dass eine Person am Ende einen anderen heiratet als beabsichtigt, oder die Umstände mögen sich ein klein wenig verändern, so dass der vorbestimmte Lebensplan über den Haufen geworfen wird. In vielen Fällen kann es sein, dass die Dinge nicht so verlaufen, wie es ursprünglich beabsichtigt war.

Selbst wenn jemand jedoch mit dem gegenteiligen Geschlecht dessen geboren wird, was beabsichtigt war, wird dieses Individuum diese Tatsache im Allgemeinen akzeptieren, falls es eine Gruppe von „Seelenverwandten" unterschiedlicher Geschlechter hat. Außerdem wird die Seele, selbst wenn es das erste Mal sein sollte, dass der Betreffende als Mann oder Frau geboren wurde, die Situation akzeptieren und sein Leben leben.

Im Falle Ihres Freundes jedoch bin ich der Ansicht, dass seine Seele die Situation unter keinen Umständen akzeptieren kann. Da seine Seele auf das gegenteilige Geschlecht zu seinem Körper fixiert ist, kann er das Gefühl nicht ablegen „Das bin nicht ich."

In den meisten Fällen besteht die Tendenz, dass diese Art von Situation sehr zum Tragen kommt, wenn alle Seelenverwandten weiblich oder männlich sind, und der Betreffende im gegensätzlichen Geschlecht geboren ist. Betrachtet man jedoch die lange Reihe der Inkarnationen, so stellt man fest, dass viele Menschen abwechselnd als Mann und als Frau geboren werden. Der Grund dafür ist, dass die Lebenserfahrung wahrscheinlich nicht ausreichend ist, wenn eine Seele nicht beide Geschlechter annimmt.

Auch wenn Ihr Freund diesmal mit einem nicht beabsichtigten Geschlecht geboren sein mag, so könnte sich dies sehr wohl als eine wertvolle Erfahrung für seine Seele herausstellen. Eine Möglichkeit besteht folglich darin zu versuchen, unter diesen Umständen zu leben. Sollte er jedoch bei seiner Entscheidung bleiben, sein derzeitiges Geschlecht nicht zu akzeptieren, so glaube ich, dass eine Alternative in einer Geschlechtsumwandlung bestehen könnte.

Da Ärzte sich der Tatsache nicht bewusst sind, dass eine sexuelle Identitätsstörung aus spiritueller Sicht betrachtet werden kann und keine körperliche Erkrankung ist, diagnostizieren sie diese sehr wohl als eine Krankheit. Dennoch handelt es sich aus religiöser Sicht nicht um eine „Krankheit". Vielmehr ist man sich lediglich seiner persönlichen sexuellen Natur deutlich bewusst.

Bitte informieren Sie Ihren Freund darüber, dass dies die Grundbedeutung seines Zustandes ist. Wie er sein Leben führen sollte, steht ihm, wie jedem anderen Individuum auch, selbst frei.

Die Wahrheit ist, dass jemand, der sein gesamtes Leben in einem gewissen Groll verbringt, nichts bewirken wird. Jeder Mensch hat an einem bestimmten Punkt im Leben eine klare Entscheidung zu treffen. Schließlich können wir nicht erwarten, dass im Leben alles so läuft, wie wir es gern hätten.

Beispielsweise beschäftigen sich viele Menschen vorrangig mit sämtlichen Aspekten ihrer Person: Angefangen bei ihrer Körpergröße und ihrem Gewicht über ihr Aussehen bis hin zu der Frage, wie schick sie sind. Diese Menschen leiden, da die Dinge nicht so sind, wie sie sie gern hätten. Ebenso gibt es viele Menschen, deren Lebenswirklichkeit von dem Plan abweicht, den sie vor ihrer Geburt erstellt hatten. Diese sind der Meinung: „Das ist nicht so, wie es eigentlich abgemacht war."

Jeder muss derartige Komplikationen erdulden. Bitte fühlen Sie sich nicht isoliert und arbeiten Sie hart.

7
Abtreibung aus spiritueller Sicht

F: Sie lehren: „Die Menschen werden im Einklang mit einem Lebensplan geboren, der im Himmel erstellt wurde“. Was passiert mit einer Seele, die abgetrieben wird und daher nicht wie geplant geboren werden kann?

A: Das Problem der Abtreibung (absichtliche Fehlgeburt) stellt sich, weil sich nahezu kein Mensch des Mechanismus bewusst ist, durch den die Seelen wiedergeboren werden.

Aufgrund der Abtreibungen herrscht im Himmel derzeit äußerste Verwirrung. Die verschiedenen Geistwesen im Himmel sind besorgt. Obgleich sie sehr begierig danach sind, zur Erde zu kommen, gibt es Fälle, in welchen Einzelpersonen mit wichtigen Plänen abgetrieben werden. Selbst die Geistwesen im Himmel sind nicht imstande, die Gedanken der Menschen auf Erden zu kontrollieren. Die Menschen auf Erden agieren einfach nicht so, wie es die Geistwesen im Himmel es sich wünschen würden. Das rührt daher, weil Gott die Menschen mit dem Attribut der Subjektivität beglückt hat.

Im Abschnitt „Spirituelle Dialoge mit Murasaki Shikibu,“ in meinem Buch, Ryuho Okawa - Sammlung spiritueller

Botschaften, Band 14“ (gedruckt von Happy Science, nur für Mitglieder), erklärt Murasaki Shikibu (die berühmte Autorin von „Die Geschichte von Genji“) aus dem Himmel: „Obgleich ich eigentlich in diesem modernen Zeitalter geboren werden sollte, konnte ich dies aufgrund einer Abtreibung nicht.”

In Murasaki Shikibus Fall stellte sich heraus, dass beim Streit zwischen dem freien Willen ihrer Wunscheltern auf Erden und dem freien Willen von Murasaki Shikibu, der freie Wille der Menschen auf Erden stärker war.

Aufgrund der Abtreibungen befindet sich die geistige Welt derzeit in großer Verwirrung. In Japan beläuft sich die Zahl der gemeldeten Abtreibungen auf nahezu 300.000 Fälle jährlich. Nimmt man die nicht gemeldeten Fälle hinzu, so soll sich die Gesamtzahl der Millionengrenze annähern. Natürlich verzerrt dies die Pläne für Wiedergeburten.

Obgleich große Anstrengungen unternommen worden waren, Lebenspläne über Jahrzehnte hinweg zu erstellen, und Seelen bereit waren, in diese irdische Welt zu kommen, diese aber letztlich im Mutterleib abgetrieben wurden, bleibt diese Tatsache außerdem als Wunde in jenen Seelen zurück. Infolgedessen sind sie, wenn sie das nächste Mal erwägen, auf die Erde zu kommen, mit der Angst konfrontiert, dass sich das Gleiche wiederholen könnte.

War zudem eine Seele geboren worden und hatte sie die Luft der Erde eingesogen, oder war sie auch im Mutterleib bis zu dem Stadium herangewachsen, in dem sie den Willen eines menschlichen Wesens entwickelt hatte, so hat sie keine andere Wahl, als in Gestalt eines Kindes wieder als Seele in den Himmel zurückzukehren, da sie nicht sofort wieder ihre vorherige Erwachsenengestalt annehmen kann.

Es würde die Seele etwa 20 Jahre auf Erden kosten, um das Bewusstsein eines Erwachsenen zu entwickeln. Diejenigen Geistwesen, die zu diesem Individuum eine Beziehung haben, werden sich daher in der anderen Welt von Kleinkind an bis zu dem Zeitpunkt um dieses spirituelle Kind kümmern müssen, zu dem es sein früheres Bewusstsein als Erwachsener wieder erreicht hat. Dies ist für die Entwicklung der betreffenden Seele ein großer Rückschlag. Abtreibungen sollten daher soweit möglich vermieden werden.

Es gibt jedoch Zeiten, da es aufgrund wirtschaftlicher oder körperlicher Umstände keine andere Alternative gibt. Ist beispielsweise der Körper der Mutter so schwach, dass sie bei der Geburt sterben würde, so könnte eine Abtreibung möglicherweise unvermeidlich sein, um die Mutter zu schützen. In solch einem Fall könnte eine Abtreibung akzeptabel sein.

Es ist in solche Fällen unerlässlich, dass beide Eltern hinreichend beten, so dass die Seele, die auf Erden erscheinen wollte, imstande ist, ohne Verlust in der anderen Welt zu reifen, und sich nicht mehr verletzt fühlt. Ich bin der Meinung, dass dies ihre Mindestpflicht als Mensch ist.

Obwohl es im Prinzip am besten ist, Abtreibungen zu

vermeiden, dürfen Sie in Situationen, in welchen diese zur absoluten Notwendigkeit werden, nicht vergessen, der Seele des Kindes, das nicht geboren werden konnte, Glück zu wünschen. Doch während Sie dies aussprechen, ist es zugleich auch wichtig, dass Sie nicht beginnen, sich mit ihm verbunden zu fühlen.

AIDS, Grippe usw., Übertragung durch Viren

In der Medizin schnellen neue Krankheiten in rascher Abfolge wie Pilze aus dem Boden, ganz gleich, wie viel Forschung über Behandlungsmethoden bestehender Krankheiten durchgeführt werden.

Nehmen wir beispielsweise AIDS. Selbst wenn man eine Heilmethode finden würde, gibt es keinen Zweifel, dass danach eine neue, andere Krankheit ihren Platz einnehmen würde. Wissen Sie, warum?

Das AIDS-Virus wurde in der ersten Hälfte der 1980er Jahre entdeckt und geriet rasch in Verruf. Tatsache ist jedoch, dass über diesen Erreger Geister ihren Einfluss nehmen. Es handelt sich um dieselben Geister, die in einer früheren Epoche die Pest (den ‚Schwarzen Tod') und die Cholera verbreitet hatten. Nachdem diese Krankheiten dank der Fortschritte in der medizinischen Wissenschaft allmählich ausgemerzt worden waren, verwandelten sie sich langsam und erschienen schließlich wieder als AIDS.

Wird AIDS unterdrückt, so wird es als andere Krankheit wieder auftauchen, weil die Geister immer wieder neue Überlebensstrategien an den Tag legen. Auf diese Weise werden auch Krankheitserreger durch geistige Elemente beeinflusst. Dies darf nicht ignoriert werden.

Betrachten wir zudem die Situation bei Erkältungen und Grippe, so können wir feststellen, dass die Symptome, die sie erzeugen, sehr starke Ähnlichkeiten mit der Besetzung durch Geister aufweisen. In der Tat können wir sagen, dass die zugrundeliegenden Prinzipien denen der Besetzung durch Geister sehr ähnlich sind.

Nachdem Sie jemanden getroffen haben, der erkältet war und gehustet hat, beginnt es sich in Ihrem Kopf zu drehen, und wenig später beginnen auch Sie zu husten – zweifellos haben viele Menschen solch ein Erlebnis schon gehabt. Spirituell gesprochen ist dieses Phänomen identisch mit dem einer Besetzung durch Geister. Tatsache ist, dass Geister Erkältungen und Grippe verursachen. Welche Geister genau könnten dies sein?

Wird es draußen frisch, und Erkältungen und Grippe beginnen, sich auszubreiten, sollten Sie aufmerksam darüber nachdenken, ob etwas in Ihrem Umfeld zu dieser Zeit zu einem Geist werden könnte.

Natürlich gibt es etwas: Insekten. Wenn der Herbst kommt, und es draußen schnell abkühlt, sterben die Insekten. Etwa ab diesem Zeitpunkt begeben sich Erkältungen und Grippe auf den Vormarsch. Die Geister einiger toter Insekten, die nicht in die andere Welt zurückkehren können, werden zu Wanderseelen. Sie tun sich in Banden zusammen und schwärmen durch die Luft. In Wirklichkeit geht die Ausbreitung der Erkältungen und Grippe auf diese Insektenseelen zurück.

Natürlich sind Viren und Bakterien die Krankheitserreger, doch diese an sich sind nicht so schädlich. Nur durch das Hinzutreten der Manipulation durch die Geister werden sie richtig ansteckend. Mit anderen Worten: Das Virus ist das Wesen, das die Insektengeister besetzen. So ist die aktuelle Situation.

Finden Sie es nicht merkwürdig? Weshalb sollten sich Viren, die ja im Frühling und Sommer, ja in der Tat das ganze Jahr über ebenfalls lebendig sind, ausgerechnet im Winter verbreiten? Der Grund dafür ist, dass sie in den Wintermonaten unter den Einfluss von Geistern geraten, und damit ihre Kraft erheblich erhöht wird.

Demnach handelt es sich um das gleiche Prinzip wie bei der Besetzung durch einen Geist. Der Prozess der Ansteckung mit Erkältungen und Grippe ist der gleiche wie bei der Besetzung. In diesem Falle üben die Schwärme von Insektengeistern ihren Einfluss aus. Aus diesem Grund scheint sich eine Erkältung oder Grippe auch so schnell auszubreiten. Es gibt viele Viren, doch sie sind nicht die alleinige Ursache.

Heuschnupfen hat ebenfalls Geister als Ursache. Natürlich ist eine Ursache für Heuschnupfen der Pollen der Zedernbäume. Doch der Pollen von diesen Bäumen allein wäre nicht imstande, so viel Ärger zu verursachen. Auch hier ist ein beträchtlicher Einfluss durch Geister am Werk.

Da wir immer mehr Golfplätze einrichten usw., und unsere Berge auf verschiedene Weise übel zurichten, habe ich das Gefühl, dass die versammelten Geister der Bäume und anderer Vegetationsformen, die einst diese Orte ihr Zuhause nannten, ebenfalls in großem Maße am Werk sind.

Breitet sich eine Krankheit so schnell aus wie in diesen Fällen, sei es die Pest (Schwarzer Tod) oder die Cholera, so bedeutet dies, dass sie unter dem Einfluss der Geister steht. Sind wir uns dessen nicht bewusst, so glaube ich, werden wir nicht imstande sein, wirkliche Lösungen zu finden. Selbst wenn wir AIDS beseitigen, wird die nächste Krankheit dessen Platz einnehmen. Die Ursache ist immer dieselbe.

Teil II Kapitel 2

Über verschiedene Krankheiten

1

Die Ursachen von atopischer Dermatitis

F: Mein Kind leidet an einem Ekzem. Ich habe alles ausprobiert, angefangen von Arztbesuchen bis hin zu absoluter Aufmerksamkeit hinsichtlich der Ernährung, doch das Ekzem verschwindet nicht.

A: Betrachtet man die Ursachen von Ekzemen, so ist es wichtig, sich zu fragen, was denn an der Geisteshaltung des Betreffenden falsch sein könnte, das seinen symbolischen Ausdruck auf der Hautoberfläche hinterlassen könnte. Sie sollten dabei auch in Betracht ziehen, welcher Teil Ihres Geistes sonst noch falsch ist, der ebenfalls für die Hautbeschwerden verantwortlich sein könnte.

Die Haut trennt das Innere des Körpers von allem, was außerhalb von ihm liegt – sie stellt die Scheidewand zwischen dem Körper und seiner Umwelt dar. Folglich weisen Hautunreinheiten auf eine Störung zwischen dem Innen und Außen hin.

Die Bezeichnungen „Innen und Außen“ beziehen sich natürlich auf das Bewusstsein und die Seele der betreffenden Person und ihre „Beziehungen zu ihren Mitmenschen“.

Bei Kindern bezieht sich „Innen und Außen“ auch auf die Situation zu Hause und außerhalb davon. Mit anderen Worten: Die Haut ist die Grenze zwischen dem „Selbst“ und den „anderen“ und auch zwischen den Dingen „im Haus“ und „außerhalb des Hauses“. Gibt es an dieser Grenze ein Problem, so ist ein Ekzem die Folge. Es kommt von einer Ablehnung der Außenwelt.

Außerdem beruht die Ursache dafür, weshalb Menschen versuchen, sich von jedem und allem abzukapseln, darauf, dass sie spüren, dass das, was sie verletzen wird, sich im Außen befindet. Daher reagieren sie extrem auf alles, was „anders“ ist.
Daraus folgt daher, dass, wenn jemand in einer Familie derartige Gefühle hegt, diese Gefühle sich als atopische Dermatitis bei den Kindern dieser Familie zeigen könnte. Ich glaube, dass es höchstwahrscheinlich ist, dass etwas oder jemand in Ihrem Haushalt die Ursache für Ihre Beschwerden ist. Bitte ziehen Sie dies mit in Erwägung.
Wahrscheinlich ist es der Fall, dass Sie, oder Ihre Frau bzw. ein anderes Familienmitglied, eine starke allergische Reaktion gegen Menschen außerhalb Ihres Zuhauses hat. Ich finde es wahrscheinlich, dass jemand Elemente hegt, die versuchen, enge Beziehungen zu anderen Menschen zu meiden – eine Art von allergischer Reaktion auf andere. Es ist wichtig, dass

Sie diese Thematik lösen. Auch wenn es Ihnen ungewöhnlich erscheint – die Familie in ihrem Ganzen spiegelt sich in den Kindern dieser Familie wider. Kinder reagieren auf solche Dinge sehr sensibel.

Hautprobleme sind eine Manifestation irgendeiner Art von Schwierigkeiten in der Beziehung zur Außenwelt. Daher müssen Sie sich in Meditation üben und sich harmonische Beziehungen zu Ihren Mitmenschen wünschen. Stellt es sich heraus, dass die Ursache nicht bei Ihnen liegt, dann praktizieren Sie diese Meditation als Familie.

Natürlich gibt es andere, individuellere Behandlungsansätze, die Sie ausprobieren können, doch allgemein gesagt ist die oben genannte Lösung recht plausibel.

2
Die Ursachen von Autismus

F: Bitte sagen Sie mir, was bei Kindern Autismus und das Asperger Syndrom auslöst, und wie ich bei Kindern, die ein solches Leiden haben, eingreifen kann.

A: viele Wissenschaftler klassifizieren ihre Forschungsthemen in verschiedene Kategorien und analysieren so ziemlich alles, was es unter der Sonne gibt. Ich habe kein Problem mit diesen Forschern als solches und glaube auch nicht, dass ihr Ansatz – ihre wissenschaftliche Betrachtungsweise – an sich etwas Schlechtes ist.

Doch ganz gleich, worüber wir auch sprechen mögen – wenn wir etwas durch eine farbige Brille betrachten, so sehen wir alles gefärbt, und wir werden glauben, dass die Dinge wirklich so liegen, wie wir sie sehen.

Sagt uns beispielsweise ein Arzt, dass jemand autistisch ist, so werden wir uns dabei ertappen, dass wir allem zustimmen, was auch immer der Arzt sagt, und wir verlieren am Ende unsere Fähigkeit, andere Möglichkeiten als diese Diagnose zu sehen. Außerdem hören wir oft, dass Kinder, die ständig ‚auf dem Sprung' sind, die Diagnose ‚ADHS' bekommen. Tatsache jedoch ist, dass Kinder aktiv sind und sich von der Natur sehr beflügeln lassen.

Bringen Eltern ihr Kind zum Arzt und erfahren, dass ihr Kleines hyperaktiv ist, so werden die Eltern ab sofort für immer denken, dass ihr Kind hyperaktiv ist. Sagt der Arzt jedoch einfach, dass das Kind im normalen Rahmen aktiv ist, so werden die Eltern dieser Entscheidung ebenfalls zustimmen.

Es heißt, Autismus sei eine Störung und keine Krankheit, doch es heißt zugleich, dass autistische Menschen an Körperfunktionsstörungen leiden. Es heißt, dass sie Probleme in bestimmten Gehirnzonen haben. Doch dies ist alles nur Einbildung. Die Ärzte haben überhaupt keine Ahnung davon, wie es in Wirklichkeit ist.

Es gibt in dieser Welt alle möglichen verschiedenen Menschen. Die Ärzte stempeln jeden schnell als „autistisch" ab, mit dessen ungewöhnlichem Verhalten und merkwürdigen Handlungen sie schwer umgehen können, und der den Eltern und Lehrern Kopfzerbrechen bereitet. Das Problem jedoch ist, dass diese Definition von Autismus viel zu weitgefasst ist.

Es mag in der Tat der Fall sein, dass solche Kinder Schwierigkeiten bekommen, wenn sie versuchen, ihren Weg in einer Management-Gesellschaft zu gehen. Sie mögen unter Umständen große Schwierigkeiten damit haben, einen festen Arbeitsplatz zu finden. Das mag stimmen. Betrachten Sie die Dinge jedoch näher, so werden Sie sehen, dass heute jeder, der einen Namen hat, ein ungewöhnlicher Mensch ist. Die Typen, die sich leicht lenken lassen, sind geeignet dafür, als

Untergebene zu arbeiten. Jeder jedoch, der etwas Originelles beginnt, ist erst einmal „ein Sonderling“. Es gibt sogar ein Buch mit dem Titel „Große Persönlichkeiten sind immer etwas Außergewöhnliches“. Thomas Edison war außergewöhnlich, Ryouma Sakamoto war außergewöhnlich, und auch ich bin außergewöhnlich.

Es ist armselig, sich starren Denkweisen anzupassen. Daher kann ich das, was Ärzte sagen, nicht bereitwillig akzeptieren. In Japan ist es insbesondere der Fall, dass jeder, der anders ist oder über eine auffallende individuelle Persönlichkeit verfügt, gern allgemein abgelehnt wird. Die Japaner denken oft, dass alle Menschen völlig gleich sein müssen.
Doch genau diejenigen, die eine ausgeprägte individuelle Persönlichkeit haben, sind es, die hinausgehen und die Welt verändern. Das starke Individuum ist derjenige, der den Status quo durchbricht und bisher nie da gewesene Veränderungen herbeiführt.

Sagt Ihnen ein Arzt, dass Ihr Sohn oder Ihre Tochter autistisch ist, so lassen Sie es nicht zu, dass eine derartige Diagnose Ihnen Sorgen macht – vielmehr möchte ich, dass Sie den Glauben daran haben, dass Ihr Kind eine sehr individuelle Persönlichkeit besitzt. Denken Sie auf diese Weise, so wird alles gut werden.
Viele der Kinder, die Ärzte heute als autistisch abstempeln, werden mit ziemlich großer Wahrscheinlichkeit bahnbrechende Erfindungen und Entdeckungen machen, und Kinder, die als ‚hyperaktiv‘ eingestuft werden, jede Chance der Welt haben,

sich zu Forschern zu entwickeln.

Die Ärzte drücken den Kindern diese Stempel auf, da sie für das, was passiert, wenn diese Kinder Erwachsene geworden sind, keine Verantwortung übernehmen können. Diese „ungewöhnlichen" Kinder sind sehr oft diejenigen, die die Kraft haben, die Welt zu verändern. Wir müssen jene alten Wertvorstellungen aufgeben, die besagen, dass etwas nur deshalb schlecht ist, weil es von der Norm abweicht. Seien Sie nicht voreilig und verurteilen Sie Ihr Kind nicht als in irgendeiner Weise krank oder behindert.

Das Asperger Syndrom, eine Unterart des Autismus, ist als Störung mit hohem Intelligenzniveau bekannt. Von den Ärzten werden Patienten mit Asperger Syndrom als hoch intelligent eingestuft, die jedoch in gewisser Weise autistisch sind.

In der Tat ist es jedoch so, dass es sich bei diesen Kindern um Genies handelt. Viele Wunderkinder unterscheiden sich von allen anderen. Wenden wir die Definitionen an, die Ärzte benutzen, dann wäre sogar Einstein für autistisch erklärt worden, und man hätte ihm das Asperger Syndrom diagnostiziert. Wie in aller Welt können wir solch ein herausragendes Genie als Asperger Syndrom einstufen?

Folglich müssen Sie alles, was Ärzte sagen, unter einem gewissen Vorbehalt sehen. Nehmen Sie Ärzte nicht ernst, wenn sie Begriffe von sich geben wie „Störung mit hohem Intelligenzniveau". Die Merkmale von Menschen mit Asperger Syndrom überschneiden sich in vielerlei Hinsicht mit den Charakteristika der Lichtengel. Insbesondere sind beide sehr penibel, was Sauberkeit betrifft, und beide haben einen starken Sinn für Gerechtigkeit und Fairness und kämpfen stets gegen das Böse.

Gehen wir nach den Definitionen der Ärzte, dann würde jeder, der unablässig gegen die Kräfte des Bösen gekämpft hat, sowie jeder, der in der Vergangenheit religiöse Reformen auf den Weg gebracht hat, am Asperger Syndrom leiden. Überließen wir den Ärzten das Sagen, dann wären all diese Menschen der Finsternis überlassen – was eine Schande wäre.

Engel sind in Bezug auf Ihre Liebe zur Reinheit sehr eigen und befinden sich im Kampf mit den großen Mächten des Bösen. Dadurch erscheinen sie in den Augen der Ärzte als reichlich wankelmütig. Wenn wir nicht aufpassen, werden die Ärzte es noch so weit bringen, dass sie uns davon überzeugen, dass die Engel alle krank sind. Es gibt in dieser Welt viele verschiedene Menschen. Der Mensch kann durch die Kraft des Glaubens verwandelt werden. Unterstützen Sie also bitte die Seele Ihres Kindes mit Kraft.

3

Die Bedeutung von Behinderungen bei Kindern

F: Einige Kinder werden im Alter von zwei oder drei Jahren von Krankheiten oder Behinderungen befallen. Sind diese Leiden Teil des Lebensplanes dieses Kindes?

A: Manche Krankheiten entstehen, weil der Betreffende Probleme mit seinem Geist hat. Dennoch sind viele geneigt zu denken, dass ein so junger Mensch keinen solch schlechten Geist besitzen kann, wenn ein zwei- oder dreijähriges Kind krank wird. Es mag einige Unterschiede zwischen dem zweiten und dritten Lebensjahr geben, doch kein Kind muss solch tiefgreifende Veränderungen zwischen diesen beiden Lebensjahren zeigen.

Es gibt allgemeine Theorien sowie persönliche Theorien, um die Thematik von Kindern zu erklären, die krank werden.
Die allgemeinen Theorien lauten folgendermaßen:

Kleine Kinder spiegeln die Situation des Zuhauses wider, in dem sie leben. Da die Eltern des Kindes diesem am nächsten stehen, manifestiert sich der Geisteszustand der Eltern direkt im Kind. Kinder, die noch keinen Sinn für ihr ‚Selbst' entwickelt haben, wie ein Erwachsener, lassen sich von ihren Eltern stark beeinflussen.

Aus diesem Grund sollten wir die Eltern betrachten, und nicht die Kinder. Wird ein Kind krank, so ist es höchst wahrscheinlich, dass etwas mit dem Geist der Eltern des Kindes nicht stimmt. Dies manifestiert sich dann im körperlichen Zustand des Kindes. Viele Phänomene entstehen aufgrund des geistigen Zustandes. Immer, wenn ein Kind krank wird, ist es generell der Fall, dass die Eltern des Kindes, oder jemand anderes, der dem Kind nahe steht, irgendein Problem hat.

Betrachten wir dies als persönliches Thema, können wir erkennen, dass das Problem nicht notwendigerweise bei den Eltern oder anderen Menschen liegt, die im Leben des Kindes eine bedeutende Rolle spielen. Die Grundlage für diese Denkweise liegt in Beispielen, wie Helen Keller es lieferte.

Aufgrund einer Erkrankung in ihrer Kindheit wurde Helen Keller blind und taub. Wäre sie jedoch nicht so grausam vom Schicksal getroffen worden – wäre sie in einem normalen Körper durchs Leben gegangen – wäre sie einfach als talentierte Frau betrachtet worden, ganz gleich, wie wundervoll ihr Schreibstil auch gewesen sein mag. Als Person mit normalem Augenlicht und Gehör wäre sie nicht imstande gewesen, die Welt mit so viel Mut und Tapferkeit zu inspirieren, wie sie es tat.

Genau aus dem Grund, weil sie solch ein herbes Handicap so bravurös gemeistert hat, war sie imstande, einen Hoffnungsschimmer für viele Menschen mit Behinderungen in die Welt zu werfen. Würde uns jemand, der seine Glieder und Sinne voll einsetzen kann, erzählen, dass wir es lernen müssen, zufrieden zu sein, selbst wenn wir blind und taub sind, so würden viele unter uns diese Worte abtun. Doch die Stimme eines Menschen, der aufgrund seiner Erfahrungen begonnen hat, sein inneres Licht erstrahlen zu lassen, ist sehr eindringlich.

Im 2. Kapitel von Ryuho Okawas Sammlung spiritueller Botschaften, Band 17, (gedruckt von Happy Science, nur für Mitglieder), wird dies vom Geist von Yuien (1222-1289), einem Schüler von Shinran (1173-1262) und dem Autor von Tan'nishou „Wehklagen über Meinungsverschiedenheiten" als „Prinzipien der Umkehrung" bezeichnet. Laut Yuien erzeugen hohe Geistwesen manchmal eine Situation, in der eine wahrhaft böse Person völlig geläutert wird, und bieten so den Menschen, die sich in einer ähnlichen Situation befinden, die Gelegenheit, in ihrem Leben ebenfalls wieder die richtige Richtung einzuschlagen.

Viele Menschen weigern sich, die Botschaft einer Person anzunehmen, die als Heiliger oder Herr geboren wird, wenn diese den Weg predigt. Solche Menschen sagen: „Sie können leicht über solche Dinge sprechen – Sie leben ja wie ein Fisch im klaren Wasser. Wer aus einem klaren Fluss kommt, wird es jedoch niemals verstehen, wie diejenigen leben, die tief unten im Schlammwasser der Gosse leben."

Eben um diese erbärmlichen Seelen zu retten, kehren wahrhaft böse Menschen auf den Weg der Rechtschaffenheit zurück.

In Amerika erhob sich um die Jahrhundertwende zum 20. Jahrhundert der Anführer einer Bande bewaffneter Räuber aus der Asche seiner vielen Sünden und begann, das Wort Gottes unter dem Namen ‚Starr Daily' zu predigen. Andere Menschen schauten zu ihm auf und schöpften Hoffnung, da, wenn einer wie er seine Sünden abwerfen und wieder aufstehen konnte, um das Werk Gottes zu verrichten, mit Sicherheit jeder andere Straßenjunge das Gleiche tun konnte. Dies ist eine der Taktiken, die die hohen Geistwesen anwenden.

Wenn Sie sich beispielsweise trotz der Diagnose Herzleiden nicht der Trauer über Ihr Unglück hingeben, sondern stattdessen weiterhin große Dinge tun, könnten Sie das Licht der Rettung für andere leuchten lassen. Daher müssen manchmal bedeutende Männer und Frauen mit Behinderungen leben. Folglich werden manche Menschen absichtlich mit schweren Behinderungen geboren, so dass sie anderen Menschen als Vorbild dienen können.

Während der Showa Ära (1926-1989) gab es einen genialen Maler mit geistiger Behinderung namens Kiyoshi Yamashita (1922-1951). Er war für seine meisterhaften Collagen berühmt. Dieser Mann war ein hohes Geistwesen aus dem Reich der Bodhisattvas. Ein Lichtengel stieg in Gestalt eines geistig behinderten Mannes auf die Erde hinab, um anderen, die unter Behinderungen litten, Mut zu machen.

Menschen aus der anderen Welt könnten es womöglich als jämmerlich empfinden, wenn ein Lichtengel die Gestalt eines Menschen mit geistiger Behinderung annehmen muss, doch dies geschah zu einem viel höheren Zweck. Der Mensch auf

Erden kann dies nicht erfassen. Der Punkt des Lebens dieses Mannes war es jedoch, das zum Äußersten gelebte Vorbild eines exemplarisch geführten Lebens zu liefern, obgleich er die Bürde eines Behinderten tragen musste.

Um Ihre Frage letztendlich zu beantworten, würde ich sagen, dass das Leben eines Menschen ein Übungsfeld voller Probleme ist, die er lösen muss.

Allgemein gesprochen ist es so: Wird ein Kind von einer Krankheit befallen, so wird der geistige Zustand der Eltern des Kindes sowie anderer ihm nahe stehender Personen in der Gesundheit dieses Kindes widergespiegelt. Es gibt jedoch auch andere, individuellere Gründe dafür, weshalb ein Kind krank werden soll. Selbst Menschen, die zu etwas Bedeutendem berufen sind, können krank werden. Außerdem besteht auch ein Grund darin, den Menschen zu zeigen, dass es viele verschiedene Möglichkeiten gibt, wie jemand sein Leben leben kann.

Sollten Sie daher irgendeine Art von Behinderung haben, so würde ich mir wünschen, dass Sie mit Entschiedenheit vorwärts streben, in dem Vertrauen darauf, dass auch Sie eine besondere Mission zu erfüllen haben.

4
Überwindung von Stottern

F: Ich neige dazu, schnell aufgeregt zu werden, und obgleich ich normalerweise nicht stammle, stottere ich doch, wenn ich vor einer Gruppe von Menschen sprechen muss, oder wenn ich von einer Menschenmenge beobachtet werde, wenn ich rede. Bitte lehren Sie mich eine gute Möglichkeit, um diesen Sprachfehler zu überwinden.

A: Bei rund 70 bis 80 Prozent aller Fälle des Sprachproblems Stottern sind Geister die Ursache. Stirbt ein Stotterer und besetzt sein Geist eine andere lebende Person, so beginnt die besetzte Person ebenfalls zu stottern.

Die Behandlung ist in diesem Fall die gleiche wie bei jeder anderen Art der Vertreibung von Geistern. Es ist wichtig, die Wolken wegzuschieben, die den Geist verdunkeln, und die Lichtmenge darin zu erhöhen.

Im Folgenden eine Behandlungsmethode für Stottern, das nicht durch Geister, sondern durch andere Faktoren verursacht wurde. Man kann Stottern auch einfach durch Sprachtraining und -praxis überwinden.

Menschen, die stottern, neigen dazu, schüchtern, zurückgezogen und feige zu sein. Immer, wenn diese aufgefordert werden, aufzustehen und vor Menschen zu reden, reagieren sie daher angesichts der Situation über. Es läuft alles auf die Tatsache hinaus, dass diese Menschen unter einem tiefen Minderwertigkeitskomplex leiden. Dem ist zweifellos so. Sie haben ein sehr negatives Selbstbild. Sie schämen sich über die Maßen für sich selbst, so dass sie verlegen werden, wenn sie jemand sprechen sieht oder hört. Sie möchten sich am liebsten verstecken und dem strengen Blick anderer Menschen entziehen. Dann kommt es zum Kampf mit diesen negativen Gefühlen. Kann jemand diese Emotionen überwinden oder nicht – um diese Frage geht es.

Es kommt auch häufig vor, dass schlechte Redner zugleich auch Menschen sind, die nicht wissen, worüber sie reden sollen. Sie glauben, dass sie nichts zu bieten haben, wofür sie qualifiziert sind. Daher verkriechen sie sich in eine Ecke.

Eine Möglichkeit, um diese Gefühle zu überwinden, ist die, etwas zu finden und zu lernen, worüber Sie sprechen können, ohne verlegen zu werden. Werden Sie zum Experten auf einem bestimmen Gebiet, so werden Sie überrascht feststellen, dass Sie tatsächlich den Wunsch verspüren, hinauszugehen und den Menschen etwas darüber zu erzählen.

Eine weitere Methode besteht darin, alles daran zu setzen, das Gebiet zu erlernen, auf dem Sie am unsichersten sind. Ein Sprichwort sagt, dass uns die Angst immer wieder einholt, egal, wie sehr wir versuchen, vor ihr zu fliehen. Je mehr Sie etwas fürchten, desto mehr wird es Sie verfolgen. Versuchen Sie also, ein Stottern zu beheben, so besteht die einzige

Lösung darin, dass Sie sich selbst in die Situation bringen, dass Sie gezwungen sind, eine öffentliche Rede zu halten.

Dieser Punkt ist äußerst wichtig. Selbst wenn Sie ein sehr empfindsamer Typ sind, werden Sie in dem Zuge, in dem Sie mehr Erfahrung sammeln, auch Ihr Maß an Mut erhöhen, und allmählich wird auch Ihr Geist weniger zittern. Mit wachsender Erfahrung werden Sie auch wagemutiger. Schließlich werden Sie es ganz unspektakulär finden, wenn Sie sich vor Menschen erheben und eine Rede halten – Sie werden sich dann einfach nichts mehr daraus machen, was die Menschen im Publikum von Ihnen wohl denken.

Wenn Sie diesen Punkt erreicht haben, gibt es außerdem nichts mehr, worüber Sie sich Gedanken machen müssten. Sie sind sich dessen, was andere denken, wenn diese auf Sie schauen, nur zu sehr bewusst. Deshalb geraten Sie aus dem Konzept und beginnen zu stottern. Das beste Heilmittel hierfür besteht darin, sich aus der Meinung der anderen überhaupt nichts mehr zu machen. Zudem erreicht man dies am besten, indem man eigene Erfahrungen sammelt.

Dazu sollten Sie selbst die Initiative ergreifen und eine Situation schaffen, in der Sie sich vor anderen erheben und sprechen. Es ist wichtig, dass Sie Ihren Geist darauf programmieren, vor Menschen zu sprechen.

Wo ein Wille ist, ist auch ein Weg.

5
Behandlungen bei Rheuma

F: Meine Tochter leidet an Rheuma und muss die meiste Zeit des Tages im Bett liegen. Bitte sagen Sie mir, wodurch Rheuma verursacht wird, und was ich tun kann, damit es ihr besser geht.

A: Rheuma wird nahezu ausschließlich durch eine Besetzung durch Geister verursacht. Normalerweise ergreifen Tiergeister (ursprünglich menschliche Geister) von der unteren Körperhälfte Besitz. Haben diese Geister sich jedoch völlig mit uns verhaftet, so verspüren wir ein chronisches Frösteln im Unterkörper, und unser Körper wird bewegungsunfähig. Natürlich gibt es auch Fälle, in welchen diese Geister uns im Schulterbereich und im Nacken besetzen.

Höchstwahrscheinlich besetzt solch ein Geist auch Ihre Tochter.

Kann der Patient selbst sich nicht in Selbstreflektion üben oder sich bewegen, so gibt es keine andere Wahl, als dass die Menschen in seinem Umfeld Anstrengungen unternehmen. Die anderen Familienmitglieder müssen ihre Geisteshaltung korrigieren und das Licht verstärken, das sie ausstrahlen. Ich glaube, dass der Geist, der Ihre Tochter besetzt, auf diese Weise von ihrem Körper ablassen wird.

Handelt es sich um eine Besetzung durch einen Geist, so wird dadurch in einem gewissen Sinne die Heilung der Krankheit leicht – Wenn der Geist, der eine Krankheit verursacht, ausgetrieben werden kann, so wird der Patient voll und ganz genesen. Diese Methode hat eine Erfolgquote von 100%.

Ich bin der Meinung, dass Sie als die Eltern des betroffenen Mädchens ein gewisses Maß an Verständnis dafür aufbringen müssen, was Ihre Tochter in solch eine kritische Lage gebracht haben könnte. Können Sie irgendwelche Fehler erkennen, die Ihre Tochter begangen haben könnte, wenn Sie das Leben betrachten, das diese unter dem Licht der Wahrheit geführt hat? Falls nicht, so ist Ihre Tochter vielleicht unter den negativen Einfluss von anderen Familienmitgliedern oder auch anderen Mitmenschen geraten, mit welchen sie zusammen ist. Betrachten Sie das Problem bitte anhand dieser Punkte.

Manche Menschen sind spirituell fühlig und spüren die Existenz von Geistern stark. Manchmal werden solche Menschen von bösen Geistern besetzt, die sich an jemanden im Umfeld geheftet haben, auch wenn sie dort nichts besonders Schlechtes verursacht haben, um solch eine Besetzung erkennbar zu machen. Böse Geister suchen sich in einer Familie immer die schwächste Person aus, da diese folglich die leichteste Beute ist.

Betrachten Sie zunächst die betreffende Person selbst eingehend und schauen Sie, ob sich bei ihr irgendein Fehler finden lässt. Falls nicht, so fragen Sie sich, ob es irgend jemand anderen in der Familie gibt, der ein Leben mit falschen Gedanken oder Gefühlen führt. Findet sich ein solcher Mensch, so muss dieser beginnen, über sich selbst nachzudenken.

Ist dieser Mensch nicht imstande, über seine eigenen Handlungen nachzudenken, so müssen zunächst die Menschen in dessen Umfeld mit gutem Beispiel vorangehen. Die anderen Familienmitglieder müssen das Licht, das sie ausstrahlen, verstärken und sich darum bemühen, ein eng verbundenes, warmes und lebendiges Zuhause zu schaffen. Sie dürfen weder ein kaltes, gleichgültiges Zuhause schaffen, noch eines, in dem alle Familienmitglieder sich gegenseitig für alles die Schuld zuschieben, was schief läuft.

Sie und Ihre Familienmitglieder müssen Mut besitzen, mit stärkerem Licht erstrahlen und den Wunsch haben, die Krankheit Ihrer Tochter zu heilen. Ich bin fest davon überzeugt, dass es ihr besser gehen wird.

6

Die spirituelle Bedeutung unheilbarer Krankheiten

F: Ich bin Medizinstudent und mache gerade eine medizinische Ausbildung in einer Klinik. Es gibt dort viele junge Patienten, die an Leukämie und anderen unheilbaren Krankheiten leiden. Bitte erklären Sie mir die Ursachen von unheilbaren Krankheiten, sowie die spirituelle Bedeutung, die solche Erkrankungen haben könnten.

A: Wenn wir von Leukämie und anderen Blutkrankheiten sprechen, so müssen wir feststellen, dass diese Arten von Leiden ganz klar durch spirituelle Faktoren ausgelöst werden.

Was könnte denn nun die Blutzirkulation beeinflussen? Das Blut eines Menschen ist seine Lebensquelle schlechthin. Es nährt sein Wesen. Es kommt oft vor, dass ein Mensch, der an einer Blutkrankheit leidet, in sich ein Lebenselement trägt, das die Entwicklung und das Aufblühen des Lebens dieser Person blockiert.

Es gibt zwei Arten von Elementen, die die Entwicklung und das Aufblühen des Lebens blockieren.

Das erste Element dieser Art ist das Karma, das in die Seele eingemeißelt wurde, bevor sie auf Erden geboren wurde (siehe S. 56, „Die Wahrheit über Geist und Körper 2“). Leider ist es so, so ungern ich es auch sagen möchte, dass Menschen, die in einem früheren Leben das Leben anderer Menschen geschädigt und sich folglich solch ein Karma aufgeladen haben, mit größerer Wahrscheinlichkeit mit einer Blutkrankheit zur Erde kommen.

Konkreter ausgedrückt: Hat jemand in einem früheren Leben das Blut eines anderen vergossen oder war er an einem Ereignis beteiligt, bei dem anderen Menschen das Leben genommen wurde, so erinnert sich die Seele in gewisser Weise an diese Szene, und es ist tief in sie eingemeißelt.

Geht diese Seele in die jenseitige Welt – d.h. in das Leben nach dem Tod – und löst alle Sünden voll und ganz auf, dann endet die Angelegenheit damit. Normalerweise lässt sich dies jedoch in der anderen Welt nicht vollständig auflösen. In vielen Fällen werden daher die Seelen wieder auf der Erde geboren, um das Karma weiter aufzulösen.

Die Seele möchte die falschen Gedanken und Handlungen auflösen und steigt daher mit diesem Plan wieder in diese Welt hinab. Werden solche Menschen wiedergeboren, so materialisiert sich das Karma oft als Blutkrankheit. Diese Arten von Erkrankungen müssen nicht unbedingt gleich in der Kindheit zutage treten. Sie werden sich ganz langsam im Laufe des Lebens des Erwachsenen manifestieren.

Solche Menschen haben Seelen, die nach Selbstzerstörung trachten. Sie haben in einem früheren Leben Blut vergossen und möchten sich jetzt dafür selbst foltern. Diese Denkweise könnte zu diesem pathologischen Phänomen führen.

Sie mögen glauben, dass der Mensch aus der Natur geschaffen wurde. Die Wahrheit jedoch ist, dass der Wille den Körper formt und aufrecht erhält. Finden sich im Willen unbemerkte Gefühle von Selbstbestrafung im Unterbewusstsein, so können sich pathologische Phänomene recht leicht zeigen. In gewisser Weise fällt es solchen Menschen schwer, Krankheiten vorzubeugen.

Böse Geister sind ein weiteres Element, das die Entwicklung und das Gedeihen des Lebens blockiert. Werden Sie von einem bösen Geist besetzt, so entwickeln Sie manchmal Symptome, die mit der Krankheit identisch sind, die den Geist seinerzeit getötet hatte.

Sind Sie beispielsweise von einem Wandergeist eines Menschen besetzt, der an einer Blutkrankheit verstarb, wie etwa einer, die durch radioaktive Verstrahlung infolge einer Atomexplosion verursacht wurde, so wird bei Ihnen eine ähnliche Krankheit auftreten. Der Grund dafür ist der, dass der Wille des Menschen die Kraft besitzt, Dinge zu materialisieren.

Nahezu alle pathologischen Phänomene, die den Körper betreffen, bilden sich auf diese Weise. Selbst wenn Sie in sich die Kraft besitzen, diese bösen Substanzen zu entfernen, wird diese Kraft geschwächt, wenn Sie unter dem Einfluss eines Geistes stehen, und das Böse fasst Fuß und blüht auf.

Es gibt heutzutage viele merkwürdige, unheilbare Krankheiten, doch es treten auch viele neue Krankheiten auf. Eine

Krankheit ist die Manifestation eines Gedanken mit einem bestimmten Vektor. Wann auch immer Ihr Denken in eine bestimmte Richtung tendiert, so tritt dies in Ihrem Körper auf. Blockiert folglich die Einnahme von Pillen und medizinische Behandlung die Ausgänge für diese Gedankengänge, so finden sie neue Orte, wo sie auftauchen.

Ein Fallbeispiel: Als die Pest und die Cholera, die einst die Menschheit befallen hatten, ausradiert waren, erschienen sie wieder in Form neuer Krankheiten, wie etwa AIDS (siehe S. 92, „Die Wahrheit über Geist und Körper 3").

Wenn die „Gedankenwolke der Krankheit", die Vorstellung von der Krankheit selbst, in bestimmter Weise gebremst wird, wird sie einen anderen Weg finden und eine andere Gestalt annnehmen. Merkwürdigerweise gibt es heute eine außergewöhnlich große Zahl an Fällen seltsamer, unheilbarer Hauterkrankungen. Warum jedoch?

Es gibt viele Tiere, hauptsächlich in den Meeren und Flüssen, die durch die Ausbreitung hochentwickelter moderner Metropolgesellschaften aus ihren Lebensräumen vertrieben worden sind. Was passiert mit diesen Tieren, wenn die Umweltverschmutzung ihre Ökosysteme zerstört und ihnen ihren Lebensraum nimmt?

Fische und andere Tiere verfügen alle über die gleiche Fähigkeit zu Freude, Wut, Trauer und Genuss wie Menschen. Dies bedeutet, dass sie auch einen Sinn für Glück und Unglück haben. Wird folglich ihren Kameraden ohne ersichtlichen Grund massenweise das Leben genommen, so fühlen sie Wut und Groll angesichts dieser Situation.

Es gibt beispielsweise Geschöpfe, die aus den Flüssen vertrieben worden sind, weil der Mensch diese verschmutzt hat. Diese Tiere litten qualvoll, bevor sie verendeten. Das Gleiche ereignete sich an den Küstenstreifen entlang von Industriezonen.

Infolgedessen können Menschen, die entlang dieser Wasserwege leben, ‚Ichthyose' entwickeln, eine Krankheit, bei der die Haut ein schuppiges, fischähnliches Aussehen annimmt. Diese Art von Krankheit lässt sich so gut wie nie in einer Klinik heilen, da sie durch den konzentrierten Groll und die Wut toter Tiere verursacht wurde.

Wir wollen nun auch eine Krankheit betrachten, die als Muskelatrophie bekannt ist. Diese Krankheit kann auch nach zwei verschiedenen Ursachen klassifiziert werden. Die erste Ursache ist der Einfluss aus einem früheren Leben.
Woher rührt dieses Karma, das bewirkt, dass die Muskeln eines Menschen allmählich ihre Fähigkeit verlieren, sich anzuspannen und zu bewegen? Ich denke, Sie sind alle imstande, es zu erraten – solches Karma wird als Reaktion darauf erzeugt, wenn jemand einen anderen in seiner Bewegungsfreiheit blockiert.

Wenn wir uns einmal die früheren Leben von Menschen anschauen, die die Diagnose ‚Muskelatrophie' erhalten haben, werden wir feststellen, dass viele von ihnen einmal anderen die

Möglichkeit genommen hatten, ihren Körper frei zu bewegen. Dies kommt häufig im Chaos eines Krieges vor. Nimmt jemand einen besiegten Kriegsgefangenen in Gewahrsam und unterwirft diesen harter Arbeit und körperlicher Züchtigung, so kann es sein, dass diese Person in ihrem nächsten Leben eine Muskelatrophie oder eine andere Krankheit entwickelt, die die Beweglichkeit ihres Körpers einschränkt. Dies ist ein Aspekt der Situation.

Die andere Ursache, die berücksichtigt werden muss, ist natürlich der Einfluss durch Geister. Geister, die von Tieren stammen, sind in diesem Falle oft die Schuldigen. Sie besetzen die Arme und Beine. Durch diesen Einfluss entwickelt der Patient dann die Krankheit.

Natürlich kann man nicht alles auf das Karma schieben. Es gibt auch solche Menschen, die, wie Helen Keller, die doppelte Einschränkung erleiden, zugleich taub und blind zu sein – weil sie absichtlich beschlossen haben, zu einem heiligen Zweck mit einer Behinderung geboren zu werden.

Stephen Hawking, der weltberühmte geniale Physiker, der an Muskelatrophie, einer „amyotrophen Lateralsklerose" (ALS), leidet, ist ein weiteres Beispiel für jemanden, der versucht, der Welt ein Beispiel dafür abzugeben, wie jemand versucht, der Welt durch seine körperliche Einschränkung etwas beizubringen. Es gibt Fälle, in welchen jemand als Tat eines Bodhisattva eine Krankheit auf sich genommen hat.

Manche Menschen sind gesellschaftlich sehr aktiv, obwohl

sie an einen Rollstuhl gefesselt sind. Solche Menschen mögen für sich denken: „Warum ich?". Unter ihnen sind jedoch auch solche, die ein derartiges Schicksal geplant und es gewagt haben, die Herausforderung anzunehmen.

Sie haben beschlossen, mit einer körperlichen Behinderung geboren zu werden, um andere mit Mut, Freude und dem Gefühl zu inspirieren, dass das Leben einen Sinn hat. Betrachtet man es im spirituellen Sinne, so sind diese Arten von Leiden mit einem Wimpernschlag vorüber. Manche Menschen entscheiden sich für solch ein Leben mit dem Ziel, die Tugend zu erwerben, die Leiden mit sich bringt. Wenn sie diese Welt verlassen, lösen sich all ihre körperlichen Einschränkungen in Luft auf, und sie erlangen erneut die Freiheit, die sie einst hatten.

Ich kann zwar nicht für jeden einzelnen Patienten definitiv sprechen, doch ich kann dennoch sagen, dass im weiten Sinne merkwürdige, unheilbare Krankheiten wahrscheinlich in die drei Kategorien aufgeteilt werden können, die ich oben aufgezeigt habe. Entweder diese Patienten haben die Ursache für ihre Krankheiten in einem früheren Leben geschaffen, oder sie sind aufgrund des Einflusses böser Geister krank geworden. Sie können ihre Krankheit aber auch absichtlich als Teil ihrer Mission selbst gewählt haben.

Mit einer dieser drei Thesen sollte sich die Krankheit erklären lassen, unter der diese Patienten leiden. Doch gemäß dem Prinzip der Selbstverantwortung werden die meisten Menschen in die erste oder zweite Kategorie fallen.

Stammt der Patient aus der zweiten Gruppe – das sind diejenigen, die von bösen Geistern besetzt sind – so liegt das Problem im Geiste. Wie ich wiederholt in meinen Büchern geschrieben habe, gibt es ein Prinzip, das als das „Gesetz der Anziehung der gleichen Wellenlänge“ bekannt ist: Ihr Geist verbindet sich mit den Bereichen, die die gleiche Wellenlängen haben wie die, die Ihr Geist aussendet.

Daraus folgt dann, dass, wenn jemand böse Wellenlängen von Geistern empfängt, die Ursache für diesen unwillkommenen Empfang bei der betreffenden Person selbst liegt. Seien Sie sich bitte dennoch bewusst, dass es, selbst wenn wir sagen, dass die Ursache beim Patienten liegt, bei dieser anscheinend so einfachen Erklärung unzählige Varianten gibt.

Es könnte beispielsweise sehr wohl der Fall sein, dass die Sorgen der Familienmitglieder die Ursache des Problems sind, doch in jedem Falle der Patient derjenige ist, der das Gift tatsächlich erhalten und geschluckt hat. Wird diese Einnahme nicht aufgelöst, so kann der Einfluss durch die Geister nicht abgestellt werden.

Gemäß dem Gesetz der Resonanz werden diese Geister nicht zu Ihnen kommen, wenn Ihre Wellenlänge nicht der jener bösen Geister entspricht. Daher müssen Sie Ihr Herz auf einen völlig anderen Kanal einstellen. Die Wellenlänge, auf die Sie schalten sollten, ist die der hohen Geistwesen.

Um die Wellenlänge der hohen Geistwesen zu finden, sollten

Sie klare und positive Gedanken denken und Ihr Herz bis zum Überfließen mit Hoffnung, Liebe und Mut füllen. Mit anderen Worten: Geben Sie Ihre negativen Gedanken auf, richten Sie Ihren Geist in eine positive Richtung und beschließen Sie, Ihr Leben auf positive Weise zu verbringen.

Ich erwarte auch, dass, wenn die Familie eines Menschen, der an einer Krankheit leidet, sich bemüht, auf diese Weise zu leben, dies auch den ganzen Haushalt erhellt. 70 bis 80 Prozent aller Krankheiten werden nahezu ausschließlich durch unsere geistige Einstellung verursacht. An erster Stelle ist es wichtig zu erkennen, dass etwas in Ihrem Inneren die Krankheit herbeiruft – beginnen Sie damit, diesen Teil in Ordnung zu bringen.

7

Ein Leitfaden für Menschen, die ihr Augenlicht verloren haben

F: Ich habe mein Sehvermögen verloren, obgleich ich früher sehen konnte. Welche Geisteshaltung sollte ich auf meinem Weg durchs Leben einnehmen, um durchs Leben zu gehen?

A: Jeder hat ein anderes Leiden. Sie haben Ihre eigenen Leiden. Wenn Sie sich in meine Lage versetzen, so könnten Sie möglicherweise glauben, es sei beneidenswert, ich zu sein, doch auch ich habe meine eigenen Leiden.

Die Menschen neigen dazu zu glauben, dass alle anderen glücklich sind, und nur sie allein ein schweres Kreuz zu tragen haben. Wenn sie die Dinge auf diese Weise betrachten, ist es einfach, auf andere zu schauen und das Gefühl zu haben, dass das Handicap, das sie selbst haben, die Ursache für ihr Unglück ist. „Oh, wenn ich nur dieses Leiden loswerden könnte, dann wäre ich so glücklich wie alle anderen auch!"

Es ist jedoch nicht ratsam anzunehmen, dass nur eine Leidensursache dahintersteckt, wenn zwischen Ihnen und Ihren Mitmenschen ein markanter Unterschied hinsichtlich Umfeld, Charakter, körperlicher Talente oder den Fähigkeiten im Allgemeinen besteht, und dann einen Weg aus dieser

Situation herauszufinden.

Tatsächlich könnten Sie bei all den Ursachen für Ihre Sorgen und Bedenken, die jeder erkennt, imstande sein, den Schlüssel zu finden, um das Übungsfeld der Probleme zu lösen, das das Leben für Sie mit sich bringt. Ich möchte gern, dass Sie dies im Hinterkopf behalten.

Die Tatsache, dass Sie blind sind, wird Ihrer Seele Fortschritte einbringen. Vielleicht werden Sie die Bedeutung dessen in diesem Leben nicht erkennen können, doch indem Sie Ihr Leben im Körper eines Menschen mit körperlichen Einschränkungen leben, denke ich, werden Sie sehr genau spüren, dass die Tatsache, dass man seine Gliedmaßen voll einsetzen kann, etwas ist, worüber man außerordentlich glücklich sein kann.

Oft hören wir den Spruch: „Ich war mir nie bewusst, was für ein Segen es ist, gesund zu sein, bis ich das erste Mal krank wurde." Manche Menschen, die ihre Arme und Beine frei einsetzen können, erkennen niemals, wie viel Glück sie eigentlich haben.

Es gibt viele Menschen, die ihre Beine nicht benutzen können oder keine Arme haben, die blind oder taub sind, oder unter einer anderen körperlichen Einschränkung leiden, die die Freiheit ihres Körpers begrenzt. Manche dieser Menschen haben ein Karma aus ihren früheren Leben, das die Ursache für ihre Einschränkung in der Gegenwart ist.

In Ihrem speziellen Fall war es für Ihre Seele notwendig zu

lernen, wie segensreich es ist, imstande zu sein, das Augenlicht zu genießen.

Wenn ich bei jemandem spirituelle Rückführungen mache, so bin ich imstande, den Faden seiner Wiedergeburten durch unzählige Leben über 5.000 oder 10.000 Jahre hinweg zu verfolgen. Jedes dieser Leben einzeln durchzugehen hingegen wäre eine Aufgabe für die Ewigkeit.

Ganz gleich, was sich in unseren früheren Leben ereignet hat, wir müssen das Päckchen Probleme entgegennehmen, das uns in unserem gegenwärtigen Leben übergeben worden ist, und uns anstrengen, die Antworten auf diese Probleme und Fragen zu finden. Dieses Übungsfeld an Problemen, die zu lösen sind, ist für jeden Menschen anders. Tatsache ist jedoch, dass das Übungsfeld perfekt auf die Studie zugeschnitten ist, die die Seele jedes Individuums machen muss.

Wir dürfen vor unseren Problemen nicht fliehen, und auch die Arbeit nicht scheuen, die Lösungen zu finden, nach welchen diese Probleme rufen. Ich möchte gern, dass Sie alle die Bedeutung dessen erforschen, die hinter den Problemen steckt, mit welchen Sie konfrontiert sind.

Sie mögen blind sein, doch ich wünsche mir, dass Sie einen Weg finden, um trotz Ihres Handicaps ein strahlendes Leben zu führen. Sie können Ihr Leben als Erfolg betrachten, wenn andere, die ein gutes Augenlicht genießen, zu sich selbst sagen: „Wenn jemand, der nicht sehen kann, dennoch ein solch großartiger Mensch wird, dann muss ich mir ab sofort unbedingt mehr Mühe geben als bisher.“

Körperliche Einschränkungen verschwinden, wenn Sie in die andere Welt eintreten. Blindheit oder Taubheit werden wieder in Ordnung gebracht, wenn Sie in die nächste Welt hinübergehen. Unsere Einschränkungen bleiben so lange, wie unsere Zeit hier auf Erden dauert. Dies entspricht nur der Zeitspanne von einigen wenigen Jahrzehnten. Das ist die Wahrheit.

Die Rolle, in die Sie in diesem Leben gesteckt wurden, gehört zu Ihrer fortwährenden spirituellen Entwicklung. Fixieren Sie sich nicht auf den Gedanken, dass Sie, wenn nur Ihre körperlichen Einschränkungen geheilt sind, glücklich werden könnten. Vielmehr müssen Sie versuchen, das beste Leben zu leben, das Ihnen unter den Umständen möglich ist, in die Sie sich in diesem Leben selbst gebracht haben. Sie mögen andere belasten, während Sie sich selbst nach vorn auf Ihr bestes Selbst hin zubewegen, doch es wird auch Dinge geben, die Sie im Tausch geben können. Daher möchte ich, dass Sie sich bemühen, weniger an das Negative zu denken und sich nur auf das Positive in allem konzentrieren, was Sie tun.

Ihre körperlichen Augen mögen es Ihnen nicht gestatten zu sehen, doch Ihr geistiges Auge kann nie verfinstert werden. Es gibt nichts, was Sie davon abhalten könnte, die Wahrheit mit einer inneren Sicht zu finden, die Ihnen keiner nehmen kann. Von dort aus werden Sie imstande sein, etwas

Positives hervorzubringen, indem Sie reden oder zuhören oder irgendeine der anderen Fähigkeiten und Sinne nutzen, die Ihnen verbleiben.

Dies alles ist Teil des „Übungsfeldes an Problemen", das Ihnen zugewiesen worden ist. Es ist Ihre Aufgabe, daran zu arbeiten, diese Probleme jetzt, in diesem Leben, und mit Ihrer eigenen Kraft zu lösen. Die Antworten auf die Probleme in diesem Übungsfeld werden Ihnen überreicht, wenn Sie in die andere Welt zurückkehren. Dann werden Sie erkennen, warum Sie diesem spezifischen spirituellen Training unterzogen wurden, das Sie jetzt durchführen. Bis dieser Tag kommt, sollten Sie sich mit ganzem Herzen dem ‚Päckchen' an Problemen widmen, das Ihnen übergeben worden ist.

Buddhismus und ein langes Leben

Jahre und Jahrzehnte, die man tiefgründigen kontemplativen Aktivitäten widmet, führen zu einem längeren Leben. Wenn religiöse Menschen faul werden, was ihre Studien und spirituellen Praktiken betrifft, und nicht mehr wissen, was sie sagen sollen, so verfallen sie rasch und sterben.

Shinran beispielsweise war noch im Alter von 90 Jahren im Vollbesitz seiner geistigen Fähigkeiten. Der Grund für seine unverminderte geistige Befähigung bestand darin, dass Shinran sich zwei Jahrzehnte lang voll und ganz dem Studium hingegeben hatte, als er jünger war. Dieser tiefe Brunnen des Wissens ermöglichte es ihm, so lange weiterzumachen.

Einige Menschen, die Shinrans Lehren studieren, haben das Gefühl, dass es unnötig ist, die Heilige Schrift zu studieren oder zu lesen, weil Shinran dies sagt, doch Shinran selbst war ein leidenschaftlicher Schüler. Hier war ein Mann, der 20 Jahre auf dem Mount Hiei verbracht hat und dort eifrig in seine religiösen Bücher vertieft war.

Es beginnt alles mit der Tatsache, dass viele Tore zu Shakyamuni Buddhas Lehren führen – in der Tat weisen seine Lehren 84.000 solcher „Dharma-Tore" auf. Es erfordert sehr viel Zeit, zu diesen ganzen verschiedenen Lehren Erklärungen abzugeben. Aus diesem Grund hatte Shakyamuni Buddha selbst gar keine andere Wahl, als so lange zu leben, wie er es tat.

Andererseits wäre Jesus, weil er auf sehr feurige Art predigte, nicht imstande gewesen, seinen Dienst über lange Zeit fortzusetzen. Jesu Lehren waren passionierte Lehren, die es ihm nicht erlaubt hätten, steinalt zu werden.

Man sagt, dass Theologen und andere religiöse Gelehrte, die den Buddhismus und die indische Philosophie studieren, „zu früh" gestorben sind, wenn sie im Alter von 70 oder 80 Jahren sterben. Die indische Philosophie beklagt den Tod eines Achtzigjährigen, weil er „noch so jung" war. Bei diesen Gelehrten ist es die Norm, dass sie weit über 90 Jahre alt werden.

Ein Grund hierfür ist der, dass es so viel zu lernen gibt. Im Buddhismus gibt es so viele Sutras, dass man bei ihrem Studium nie zu einem Ende kommt, ganz gleich, wie viele Jahre man sich diesem Thema verschreibt. Wenn Sie die ‚Tripitaka' studieren, sollten Sie wissen, dass Sie niemals am Ende Ihres Studiums ankommen werden.

Ein weiterer Grund für diese Langlebigkeit ist der, dass die Botschaft des Buddhismus eine Botschaft der Heiterkeit und des Friedens ist. Das tägliche Bestreben danach, ein geordnetes Leben zu führen, u.a. auch die Sutras zu lesen, wird natürlich zu einem sehr sanften Gemüt führen. Sie werden friedlich, geduldig und geraten sehr langsam in Wut – bei alledem können Sie beruhigt 90 Jahre oder älter werden.

Die Lehren von Happy Science sind ebenfalls bändefüllend, doch eine Bibliothek, die voller Lehren ist, ist eine sehr gute Sache. Dies bedeutet, dass Sie ein langes Leben führen können. Bitte vergessen Sie das nicht.

Teil II Kapitel 3

Für Krankenschwestern und Pfleger

1

Pflege von Kranken

F: Welche geistige Einstellung sollte ich am besten einnehmen, wenn ich mich um Menschen kümmern soll, die krank geworden sind und Kummer haben?

A: Menschen, die gebeten werden, Kranke zu pflegen, müssen darauf achten, welche Worte sie benutzen.

Ärzte sind immer derart strukturiert, dass sie die Verantwortung für alles auf sich nehmen, was mit ihren Patienten geschieht. Ärzte unterbreiten ihren Patienten also normalerweise eine Diagnose mit einem ‚worst-case Szenario'. Sagt der Arzt der Familie eines Patienten, dass der Betreffende genesen wird, der Patient stirbt daraufhin jedoch in Wirklichkeit, so wird der Arzt dafür verantwortlich gemacht. Daher sagt der Arzt stets, dass die Lage nicht sehr rosig aussieht. Bei einer Operation eines Patienten werden der Arzt oder der Chirurg erklären, dass die Überlebenschancen bei rund 50% liegen. „Ich kann nicht garantieren, dass er es überleben wird, doch ich bin bereit, ihn zu operieren, wenn er diese Chance nutzen möchte."

Jeder Arzt hat zweifellos eine Situation erlebt, in der er einem Patienten die volle Genesung zugesichert hat und dann eine unerwartete Verschlechterung des Zustands des Patienten erleben muss. Dies führt dazu, dass Ärzte daraufhin mit der Zeit über ihre Patienten immer schlechter denken.

Worte jedoch haben ihre eigene Kraft. Wer im Krankenpflegebereich tätig ist, muss diesen Patienten positive Worte entgegenbringen. Erzählt ein Arzt einem Patienten, dass sie gerade dabei sind, an der Himmelspforte anzuklopfen, so wird der Patient unter Umständen nicht mehr lange leben. Wird darüber hinaus der Familie erklärt, dass der Patient nur noch drei Monate zu leben hat, so beginnt jeder, dies zu glauben, und die Worte werden zur Wirklichkeit.

Andererseits gibt es jedoch eine Reihe von nicht registrierten Fällen, in welchen eine Person, die in Verzweiflung geraten war, plötzlich wieder Farbe bekommt und sich besser fühlt, nachdem sie auch nur ein einziges Wort der Ermutigung aus ihrem Umfeld gesagt bekommen hat. Krankenpflegepersonal muss sich darin üben, nicht weniger als die volle Genesung als Lohn für ihre Mühen zu akzeptieren.

Würde ich beispielsweise in einem Krankenhaus angestellt werden, so wäre ein plötzlicher sprunghafter Rückgang der Patientenzahlen zu verzeichnen. Ich habe keinerlei medizinische Ausbildung. Allein, indem ich meine Visite durch die Zimmer machen und mit den Patienten sprechen würde, würden sie sich, glaube ich, alle viel besser fühlen und imstande sein, wieder heimzugehen. Das meine ich damit.

Der Mensch ist kein physisches Geschöpf – er ist ein spirituelles Wesen. Der menschliche Körper wird durch den Geist stark beeinflusst. Folglich werden Krankheiten geheilt, wenn wir mit Lebensenergie erfüllt sind.

Der menschliche Körper ist mit der natürlichen Kraft der Selbstheilung erfüllt. Neigt unser Geist jedoch zum Bösen und zum Erzeugen von Krankheiten, dann ist dies unweigerlich die Richtung, in die unser Körper sich bewegen wird.

Eine Analyse des Geistes kranker Menschen zeigt, dass nicht einer von ihnen mit der Wahrheit im Einklang ist. Der Geist solcher Menschen ist erfüllt von Beschwerden, Unzufriedenheit, Neid, Missmut, Groll und gedanklichen Vorwürfen gegen ihr Umfeld und andere Menschen. Die Wahrheit ist, dass ein Geist, der mit solchen Dingen gefüllt ist, den Körper noch kränker macht, als er schon ist.

Indem man die geistige Einstellung dieser Menschen verändert, wird auch ihr Körper wieder in Ordnung gebracht. Daher bitte ich als Fürsorger für die Kranken, dass Sie diese Punkte im Kopf behalten sollten, wenn Sie mit kranken Menschen in Kontakt kommen.

2
Pflege von senilen Menschen

F: Ich pflege derzeit meine Mutter, die an Demenz leidet und bald 82 Jahre alt wird. Bitte sagen Sie mir, wie ich mit ihr am besten umgehen kann.

A: Im Alter Ihrer Mutter ist es überhaupt nicht verwunderlich, dass sie an Senilität und Demenz leidet.

Nur weil jemand senil geworden ist, bedeutet dies nicht, dass er nicht in die Himmelswelt gelangen kann. Wahrscheinlich hat das Gehirn Ihrer Mutter irgendeinen Schaden erlitten, und sie kann die Gedanken ihrer Seele nicht präzise an ihren Körper weitergeben und sich folglich nicht mehr so umherbewegen, wie sie gern möchte.

Mein Vater, der im Alter von 82 Jahren gestorben ist, hatte einen Tumor in einem bestimmten Bereich des Gehirns und war dadurch die letzten sieben Monate vor seinem Tod nicht dazu imstande, sich frei mit anderen auszutauschen. Als er verstarb, schrieb er jedoch ein oder zwei Tage nach seinem Tod ein Haiku-Gedicht und schickte mir telepathische Botschaften zu. Sie finden das Gedicht in dem Buch: „Saburo Yoshikawas geistige Botschaften – Predigten nach der Rückkehr in den Himmel 1 (Ryuho Okawa, gedruckt von Happy Science).

Folglich können wir feststellen, dass selbst wenn das Gehirn

– der „Mechanismus", der es unserem Körper ermöglicht, sich zu bewegen – eine Verletzung erleidet, und unser Körper nicht imstande ist, seinen üblichen Bewegungsradius auszuschöpfen, unsere Seele unverletzt bleibt. Unsere Seele bleibt normal und in ihrem Originalzustand.

Die Seele meines Vaters verjüngte sich nach seinem Tod: Einen oder zwei Monate, nachdem er verstorben war, war seine Seele bereits etwa 65 Jahre alt, und daraufhin begannen die Jahre von ihm abzufallen, bis er wieder die 40 erreicht hatte.

Auf diese Weise ist die Seele intakt, so dass es auch im Falle Ihrer Mutter nichts gibt, worüber man sich Sorgen machen müsste. Die letzten Tage ihres Lebens könnten ein wenig schmerzhaft für sie werden, doch das Leiden, das sie vor dem Tod womöglich verspürt, wird sich in ein überwältigendes Gefühl der Befreiung verwandeln, wenn sie in die nächste Welt übergeht, und schließlich einem tiefen Glücksgefühl Platz machen.

Wenn Sie sich um einen älteren Menschen kümmern, werden Sie wahrscheinlich alle möglichen Klagen der Art hören wie: „Ich kann meine Beine nicht bewegen. Ich kann nicht aus dem Bett heraus. Ich habe unerträgliche Schmerzen wegen des Krebses. Mir tut alles weh. Mein Geist ist ganz verschwommen. Ich kann meine Gedanken nicht vermitteln. Mein geistiger Zustand ist bestens, aber alle um mich herum behandeln mich, als sei ich verrückt." Jeder Mensch erlebt

Einschränkungen, wenn er alt wird.

Wenn wir jedoch in die andere Welt hinübergehen, fühlen wir uns wie die Zikade, der Flügel gewachsen sind. Wir fühlen uns leicht, frei und glücklich. Menschen, die in den Himmel kommen sollen, verspüren ein Glücksgefühl, wenn sie gestorben sind. Menschen, die für die Hölle bestimmt sind, geht es anders, doch wer in den Himmel kommen wird, wird sich nach dem Tod glücklich fühlen.

Ihre Mutter, die Demenz hat, wird Ihnen und Ihrer Familie wahrscheinlich Unannehmlichkeiten bereiten, und sie leidet höchstwahrscheinlich selbst. Ich glaube, dass Ihre Mutter sich ringsum bei jedem von Ihnen von Herzen entschuldigt.

Es ist zweifellos eine schwierige Zeit für Sie und den Rest Ihrer Familie, doch das Glück, das Ihre Mutter im nächsten Leben erwartet, wird äußerst groß sein.

Familien, die sich um die Älteren kümmern, haben unter Umständen ein Gefühl der Verpflichtung, dass sie etwas zurückgeben müssen, oder sie glauben vielleicht, dass man sich selbst eines Tages um sie kümmern muss. Ganz gleich, wie, es ist praktizierte Liebe. Ausdauer ist ebenfalls praktizierte Liebe.

Bekommt jemand außerdem in seinen späteren Jahren Alzheimer, so ist dies in keiner Weise ein Anzeichen dafür, dass der Betreffende ein falsches Leben geführt hat. Ebenso, wie jede andere Maschine auch, wird der menschliche Körper mit zunehmendem Alter schwächer – das Gehirn und die Organe verlieren ihre Fähigkeit, perfekt zu funktionieren.

Auch wenn der Geist schwächer werden mag, so geht es doch der Seele perfekt. Aus diesem Grund sollten Sie darauf achten, was Sie sagen, weil die Wahrscheinlichkeit, dass die Seele des Betreffenden jedes Wort verstehen kann, das Sie äußern, sehr hoch ist.

Ich spüre, dass der Tag bereits festgelegt ist, an dem Ihre Mutter daheim Willkommen geheißen wird. Bis dahin, so spüre ich, wird Ihre Familie die Grundlage erhalten, ihre Liebe zu entfalten, indem sie diese gegenüber Ihrer Mutter praktiziert.

Es gibt keinen Grund, sich Sorgen zu machen – „fleischliche Mängel" haben absolut nichts mit der Fähigkeit Ihrer Mutter zu tun, in die Himmelswelt aufzusteigen.

3
Zuviel der Fürsorge

F: Vor einem Jahr wurde die Mutter meines Mannes krank und ist nun fast den ganzen Tag ans Bett gefesselt. Bei allem, was ich tue – Kindererziehung, Haushalt und Pflege meiner Schwiegermutter – bin ich körperlich und geistig ausgebrannt. Wenn Sie einen Tipp für mich hätten, wäre ich Ihnen sehr dankbar dafür.

A: Wenn Sie alles mit einem Schritt Abstand betrachten, so gibt es fast niemanden, der nicht irgendwann einmal einen Kranken in seinem Haushalt hat. Krankheit, Unfälle, unvorhergesehene Katastrophen und der Tod, der daraus folgt – solche Ereignisse gehören gelegentlich mit zum Leben. Wenn sie eintreten, können sie uns in einen tiefen Abgrund der Trauer stürzen.

In einem Zuhause, in dem eine betroffene Person Tag und Nacht gepflegt wird, muss ziemlich gedrückte Stimmung herrschen. Ich glaube jedoch, dass Sie sorgfältig darauf achten sollten, dass Sie nicht nur die dunkle Seite Ihrer Situation betrachten.

Ein menschliches Wesen ist in seiner Essenz eine Seele, die in einem physischen Körper wohnt und spiritueller Disziplin unterzogen wird. Selbst wenn der Körper einer Krankheit und Leid ausgesetzt ist, wird die Seele, wenn sie in die andere Welt zurückkehrt, sich zu ihrem ursprünglichen Zustand zurückverwandeln. Das Leiden der Krankheit ist nur Teil der spirituellen Disziplin, mit der die Seele hier auf Erden beauftragt ist – dieses Leiden wird nicht für immer andauern. Ganz gleich, wie sehr jemand in einer Hölle des Leidens gefangen zu sein scheint - wenn seine Seele den Körper verlässt, wird er in den Zustand völliger Freiheit eintreten.

Als solches ist das, was nach dem Tod geschieht, viel, viel wichtiger als das Leiden, das eintritt, wenn jemand krank wird und nicht mehr genesen kann. Dem ist so, weil diese Welt nichts weiter als eine vorbereitende Sitzung ist, in der wir üben, um dann wieder in die jenseitige Welt zurückzukehren. Daher ist es unerlässlich, die positive Rolle zu sehen, die diese Geschehnisse und Ereignisse durch das Training ihrer Seele haben, ganz gleich, mit welchen Problemen Sie konfrontiert sind. Am besten ist es, wenn beide Seiten der Gleichung – der Pfleger und derjenige, der gepflegt wird - die Dinge in dieser Weise betrachten.

Es ist nicht meine Absicht, jemandem, der durch die Pflege eines Kranken ausgelaugt ist, etwas Grausames zu sagen. Doch es ist bei dieser schwierigen Situation, nämlich, dass Sie einen kranken Menschen zu Hause haben, so, dass Sie auf die Probe gestellt werden, mit wieviel Wärme, Fröhlichkeit und Hoffnung Sie weitermachen können und es daher auch Ihrer Seele erlauben zu leuchten.

Wenn Sie die Trauer und das Leiden als Feile betrachten, mit der Sie Ihre Seele schleifen, damit sie glänzt, dann werden Sie imstande sein, alles zu ertragen, egal, wie viel Schmerz es Ihnen zufügen würde.

Nicht nur dies, sondern genau zu jenen Momenten der Trauer erhalten Sie auch die Gelegenheit zu raschen religiösen Fortschritten. In schwierigen Zeiten suchen die Menschen das Heil und erlangen eine höhere Bewusstseinsebene in Bezug auf ihre Seele.

Missbrauchen Sie die Tatsache, dass ein Familienmitglied krank ist, nicht als Ausrede, um nicht glücklich zu sein. Stattdessen ist es wichtig, dankbar für die Gelegenheit zu sein, Ihrer Seele zu ermöglichen, sich spiritueller Disziplin zu unterziehen, und Ihr Herz scheinen zu lassen, indem Sie es an der Rauheit Ihrer Lebensumstände abfeilen.

Wird jemand in Ihrem Haushalt krank, so führt dies dazu, dass Sie darüber nachdenken, was Geben, Selbstaufopferung und Liebesdienst wirklich bedeuten. Ich halte es für eine Gelegenheit für Sie zu lernen, was es bedeutet, sein Herz jemand anderem zu schenken. Es ist leicht, jemanden zu lieben, wenn alles gut geht – beispielsweise, wenn Ihr Ehemann gesund ist oder Ihre Frau schön – doch wenn Ihr Mann seinen Arbeitsplatz verliert oder die Schönheit Ihrer Frau zu verblassen beginnt, wird die Liebe in der Praxis viel schwieriger. Ein Herz jedoch, das mit Geduld und Toleranz erfüllt ist und sich entschlossen hat, einen anderen trotz seiner

Makel und Mängel zu lieben, ist ein Herz, das die Liebe wahr werden lässt.

Gleiches gilt für die Kranken. Wenn jemanden in unserer Familie, mit dem wir immer sehr gut ausgekommen sind, ein Unglück befällt, so ist es wichtig, dass wir geduldig über ihn wachen. Die Kranken dürfen auch nicht über ihr Schicksal jammern, dass sie krank geworden sind, sondern sollten tief darüber nachdenken, dass sie die Liebe annehmen müssen, die andere Menschen ihnen entgegenbringen. Sie sollten den Wunsch hegen, so bald wie möglich im Geiste Frieden zu schließen, so dass sie den Menschen in ihrem Umfeld das Leben erleichtern und diesen Menschen Glück bescheren können. Sie müssen sich von Groll befreien, eine fröhliche Stimmung bewahren und all Ihre Anstrengungen darauf verwenden, um die Krankheit zu kurieren, mit der Sie konfrontiert sind.

Ändert sich Ihr Los nicht, und sind Sie dazu bestimmt, in die andere Welt hinüberzugehen, so werden Sie, solange Sie imstande waren, den Kampf gegen Ihre Krankheit in dem lobenswerten Rahmen aufrecht zu erhalten, den ich oben vorgeschlagen habe, definitiv in die strahlende Welt des Himmels eintreten dürfen, wenn Sie Ihren physischen Körper verlassen.

Hegen Sie niemals Groll gegen Ihr Schicksal. Betrachten Sie alles, was kommt, als Nahrung für Ihre Seele und beobachten Sie, wie wahres Glück beginnt, aufzuleuchten.

FÜR KRANKENSCHWESTERN UND PFLEGER

Verändern Sie Ihre täglichen Besseren und beugen Sie

Viele Japaner sterben an Herzerkrankungen, doch nahezu alle diese Fälle werden in Wirklichkeit von Alltagsgewohnheiten verursacht. Eine Neigung zu Herzerkrankungen tritt dann auf, wenn jemand fette oder kalorienreiche Speisen zu sich nimmt und sich körperlich nicht ausreichend betätigt.

Dies bedeutet natürlich, dass man Herzerkrankungen vorbeugen kann. Anders als eine Beeinflussung durch Geister hat die Herzerkrankung ihre Ursache in körperlichen Faktoren, das heißt, indem wir die Gewohnheiten der Menschen in ihrem Alltag betrachten, können wir voraussagen, wer krank werden wird. Wenn Sie das Gefühl haben, dass es mit einem Herztod enden wird, wenn Sie Ihren Weg wie gewohnt weitergehen, ist es wichtig, dass Sie über Ihre Willenskraft etwas zum Besseren verändern.

Wenn Sie sich zum Essen an den Tisch setzen, ist es klar, dass Sie Ihren Verzehr von fetten und kalorienreichen Nahrungsmitteln begrenzen sollten. Alkoholische Getränke sind echte „Kalorienbomben". Sind Sie daher ein starker Trinker, so gebietet es sich von selbst, dass Sie sich hier einschränken.

Gewohnheiten zum Herzerkrankungen vor

Manche Geschäftsleute ziehen nachts aus, um zu trinken und verschlingen Mengen an Salzbrezeln und Erdnüssen, die sie zusammen mit ihren Drinks an der „Quelle vor Ort“ bekommen. Wenn sie schließlich nach Hause stolpern, nehmen sie eine leichte Mahlzeit zu sich und lassen sich dann ins Bett fallen. Diese Menschen achten wahrscheinlich nicht darauf, wie viel sie trinken, weil sie Alkohol mit Wasser gleichsetzen. Alkohol hat jedoch einen sehr hohen Kaloriengehalt – dabei nimmt man mir nichts, dir nichts 3-4.000 Kalorien auf, ohne es überhaupt zu merken. Dieses Trinkverhalten wird den Körper zerstören, wenn man es über längere Zeit praktiziert.

Da Herzerkrankungen durch unsere täglichen Gewohnheiten ausgelöst werden, müssen wir beginnen, im Alter von 30 Jahren Bemühungen aufzunehmen, die Krankheit in ihrer Entwicklung zu hemmen. In den 30er Jahren setzt unser Alterungsprozess ein. Wir müssen aktiv werden und uns hinreichend körperlich betätigen, nahrhafte Speisen zu uns nehmen, ein Idealgewicht einhalten und für ausreichend Erholung sorgen.

Legen Sie eine Verschnaufpause ein, um Einflüsse durch Geister auszuschalten

Wenn wir das Phänomen der Besetzung durch böse Geister betrachten, so stellen wir fest, dass dies normalerweise in den Teilen des Körpers stattfindet, in welchen sich das Blut staut und nicht richtig fließt, bzw. wo ein Erschöpfungszustand eingetreten ist. Der Hinterkopf ist ebenfalls ein beliebtes Ziel für Besetzungen, wie auch die Bereiche des Nackens, der Schultern und der Hüften, die zur Steifheit neigen.

Menschen, die sich folglich in einem chronischen Zustand der Besetzung befinden, sowie Menschen, die leicht von bösen Geistern besetzt werden, wie etwa die, die völlig erschöpft nach Hause kommen, wenn sie ausgegangen sind, deren Körper schwer werden, wenn sie sich in einer Menschenmenge befinden, und deren Nacken und andere Gelenke zu schmerzen beginnen, sollten den Rhythmus ihres Körpers regulieren.

Sie müssen sich auf Ihre Atmung konzentrieren, frischen Sauerstoff einatmen und visualisieren, wie Ihr Blut langsam durch den ganzen Körper zirkuliert – vom Kopf über den Nacken und die Schultern, in den Bauchbereich und durch all Ihre

Extremitäten, ohne Widerstand. Wenn Sie dies tun, werden die unharmonischen Wellenlängen allmählich aus Ihrem Körper weichen.

Die beste Möglichkeit, um einfache Besetzungen durch Geister aus Ihrem Körper zu entfernen, besteht darin zu beginnen, den Körper selbst zu regulieren. Extreme Erschöpfung ist ein Hinweis darauf, dass sich Ihr Blut verdickt und verklumpt. Indem Sie leichte Aerobic-Übungen machen, werden Sie Ihre Blutzirkulation fördern und es ermöglichen, dass das Licht leichter in Sie eindringt. Danach müssen Sie Ihren Körper stufenweise entspannen, Ihre Atmung regulieren und es sich gestatten, in einen losen, frei fließenden Geisteszustand zu kommen.

Teil III

Die Kraft des Glaubens ist der Schlüssel zu wahrer Gesundheit

Teil III

Die Kraft des Glaubens ist der Schlüssel zur wahren Gesundheit

1

Ihr Körper spiegelt Ihnen Ihr persönliches Selbstbild wider

Wir Menschen wiegen bei der Geburt nur um die 3.000 Gramm. Während wir im Verlauf mehrerer Jahrzehnte heranwachsen und älter werden, bleibt jedoch kein Teil unseres physischen Selbst von dem Körper übrig, den unsere Eltern uns schenkten, als wir aus dem Mutterleib kamen.

Die wahre Natur des physischen Körpers ist wie ein Strom im Fluss: Jede Zelle in unserem Körper wird ersetzt. Unsere Knochensubstanz wird ausgetauscht – sogar unser Schädel wird im Lauf der Zeit erneuert. Die Organe in uns sind heute ganz andere als die, die wir ursprünglich hatten. Wir sind nicht nur nicht dieselben wie damals, als wir geboren wurden – wir befinden uns auch immer noch im Prozess der Veränderung. Unser Körper heute ist nicht derselbe Körper wie letzten Monat. Ein großer Teil davon ist anders. Der Körper, den Sie vor einem Jahr noch hatten, ist nahezu vollständig durch einen neuen eingetauscht worden. Jeden Tag sterben alte Zellen ab, und neue nehmen ihren Platz ein. Das ist die Wirklichkeit.

Vielleicht möchten Sie jetzt gern einwenden: „Ich wurde mit einem schwachen Körper geboren“, oder : „Es steckt alles an den Genen“. Befindet sich Ihr Körper jedoch noch in dem gleichen schwachen Zustand wie zu dem Moment, als Sie geboren wurden, so bedeutet dies nur, dass Sie beständig den gleichen Körper reproduziert haben. Wie kommt es also, dass Sie die gleiche Gestalt behalten, während Ihr Körper sich beständig verwandelt?

Tatsache ist, dass Sie in Ihrem Geist eine Vorstellung dessen haben, wer Sie sind. Dies ist die Blaupause, der Ihr Körper folgt. Ihr Selbstbild erzeugt Ihren Körper. Haben Sie einen mangelnden Willen oder eine negative Geisteshaltung und sagen sich beständig selbst, dass Sie krank und unglücklich sind, sicherlich bald sterben werden und als Schmarotzer nur vom Mitleid anderer leben können, dann werden diese Gedanken Wirklichkeit werden.

In unserem Körper befindet sich ein Astralkörper, ein spiritueller Körper, der der materiellen Welt sehr nahe steht. In diesem Astralkörper befindet sich ein großes Bündel spiritueller Körper, die in einer vielfältigen Struktur existieren. Die Signale, die Sie von Ihrem eigenen Geist aussenden, werden von diesem Astralkörper aufgefangen. Wann immer also eine Anomalie im Astralkörper auftritt, zeigt sich diese auch im physischen Körper. Dies ist die Grundursache für

Krankheiten. Nahezu alle Krankheiten werden durch unseren eigenen Geist erzeugt.

Dies funktioniert jedoch in zwei Richtungen. Es gibt auch einen Teufelskreis, bei dem der physische Körper verwundet wird. Dadurch wird der Astralkörper verletzt, der dann auf den spirituellen Körper Einfluss nimmt. Im Buddhismus heißt es: „Geist und Materie sind eins." Mit anderen Worten: Unser physischer Körper befindet sich im perfekten Einklang mit unserem Geist. So sind wir gebaut.

Letztendlich ist der Held der Show der Geist: Will der Hauptdarsteller ein bestimmtes Bild erzeugen, so folgt der Astralkörper ihm auf den Fuß. Je nachdem, wie hoch der Gesundheitsgrad dieses Körpers ist, erscheinen im physischen Körper verschiedene Krankheiten.

Wenn man die Sache so betrachtet, hat jeder von Ihnen eine enorme Menge an Möglichkeiten erhalten. Womöglich sind Sie jetzt krank, vielleicht werden Sie in Zukunft krank werden, oder sind eventuell schon lange Zeit krank gewesen. Doch Sie müssen zu der Erkenntnis kommen, dass der Körper, den Sie jetzt haben, nicht derselbe ist, wie der, den Sie von Ihren Eltern erhalten haben, als Sie geboren wurden.

2
Ihr Geist bestimmt Ihre Gesundheit

Der Geist des Unterbewusstseins übt sowohl auf Krankheiten als auch auf die Gesundheit großen Einfluss aus. Manche körperlichen Aktivitäten werden durch das bewusste Denken kontrolliert. Wenn Sie etwa daran denken, Ihren Arm zu heben, dann bewegt er sich exakt so, wie Sie es wollen. Der weit überwiegende Teil der Körperfunktionen jedoch wird unbewusst ausgeführt.

Könnten Sie Ihr Blut zirkulieren lassen, indem Sie daran denken? Nein, natürlich nicht. Ebenso wenig könnten Sie Ihren Herzschlag durch irgendeine Form des bewussten Denkens koordinieren. Auch die Atmung ist ein automatischer Prozess. Während Sie Ihre Atmung regulieren können und die Macht haben, bewusst zu entscheiden, wann und ob Sie atmen, atmet der Körper unter normalen Umständen von selbst. Folglich arbeiten viele der verschiedenen Körperteile und Zellen in Bereichen jenseits unseres Bewusstseins. Das Unterbewusstsein kontrolliert die meisten Zonen Ihres Körpers.

Obgleich sich viele von Ihnen dieser Tatsache überraschenderweise nicht bewusst sind, nehmen die Körperzonen, die vom Unterbewusstsein kontrolliert werden, viel mehr Einfluss auf Ihre Krankheit und Ihre Gesundheit, als die Zonen, die Sie frei bewegen können, wie Sie wollen, gemäß Ihren bewussten Gedanken.

Der menschliche Körper besteht aus einer Vielzahl von Zellen, vergleichbar mit den Sternen am Himmel. Aus der Sicht einer dieser Zellen oder irgendeines anderen Mikroorganismus, der im Körper lebt, ist ein inneres Organ so groß wie eine ganze Galaxie. Die Fülle lebender Dinge im Innern eines menschlichen Körpers ist ein ganzer Reigen an anderen Lebensformen.

Die Macht, Krankheit zu erzeugen, wirkt auch im Bereich unseres Unterbewusstseins. Haben wir beispielsweise in unserem oberflächlichen Bewusstsein negative Gedanken, so sinken diese Gedanken wie ein Sediment hinab in die Untiefen unseres Unterbewusstseins. Dann werden sie zu Wolken von Krankheiten.

Wenn diese Gedanken an Krankheit im physischen Körper gegenwärtig werden, manifestieren sie sich als Krebs und andere Störungen in der Struktur der Organe und Gewebe des Körpers. Es gibt eine ganze Reihe verschiedener Krankheiten. Sie befallen die Leber, das Herz, die Lungen, die Nieren, die Blutgefäße, das Gehirn usw., doch die meisten dieser Krankheiten sind das Resultat schlechter Gedanken, die über Jahrzehnte hinweg ausgesandt wurden und tief in unser Unterbewusstsein gedrungen sind.

Das Unterbewusstsein hat die Kraft, den physischen Körper

zu erzeugen. Wird diese Kraft falsch angewandt, kann sie in Richtung Zerstörung des Selbst wirken. Versteht man diesen Punkt nicht, so kann es geschehen, dass man Krankheiten zum Opfer fällt.

Der oben beschriebene Prozess verursacht normalerweise Krebs. Da Krebs ein Zustand ist, in dem der Körper Zellen beherbergt, die aktiv versuchen, den Körper zu zerstören, ist es logisch, dass Krebs durch den Patienten verursacht werden muss, der eine Art ‚selbstzerstörerische Gedankenschleife' hat, die tief in seinem Geist verborgen sitzt. Außerdem tritt dies in den meisten Fällen aufgrund von Hass oder Furcht auf.

Wurden Sie in der Vergangenheit grausam misshandelt oder schrecklich diskriminiert, so ist die Wahrscheinlichkeit groß, dass Sie einen ganzen Berg an Emotionen wie Hass und Wut in Ihrem Herzen aufgestaut haben. Haben sich solche Emotionen angehäuft, werden sie zu Gedankenwolken von Krankheit, die letztendlich Zellen im Körper hervorbringen, deren Mission es ist, den Körper zu zerstören.

Haben Sie jedoch die Macht, destruktive Zellen zu erschaffen, so müssen Sie auch die Macht haben, Krankheit zu heilen. Mit anderen Worten, wenn Sie sich auf Gedanken konzentrieren, die das Gegenteil von Zerstörung sind, dann wird die Heilkraft zu arbeiten beginnen.

3
Die Kraft des Glaubens im Kampf gegen den Krebs

Menschen, die Krebs entwickeln, haben Jahrzehnte lang falsche Gedanken gehegt und ein unstetes Leben geführt. Der Geist dieser Menschen ist mit Hass, Wut, Neid, Eifersucht, Groll, barschen Worten und anderen derartigen Gedanken angefüllt, die versuchen, alles um sie herum zu ruinieren. Diese Gedanken müssen geläutert werden. Sie müssen reflektieren oder die Führung eines Menschen suchen, der auf dem Weg zur Erleuchtung fortgeschritten ist, und die bösen Gedanken entfernen, die sich in Ihrem Geist angesammelt haben.

Vor einigen Jahren kam ein Kinofilm mit dem Titel ‚Spirited Away' (‚Als Geist entschwebt') heraus. Der Regisseur dieses Kinofilms hat eine Affinität zum niederen Reich der geistigen Welt, der Welt der mysteriösen Geschöpfe. In dem Film gibt es eine Szene, in der ein stinkender Flussgott auftaucht, dessen gesamter Körper mit zähem Schleim überzogen ist, den die Heldin mit warmem Wasser abwäscht.

Menschen, deren Gedanken durch und durch schwarz sind, sind – wie der Flussgott im Kinofilm - ebenfalls mit Schlamm bedeckt. Es gibt viele dieser Menschen. Wenn Sie in solch einem Zustand leben, wäre es in der Tat recht bemerkenswert, wenn Sie keine Krankheit entwickeln, oder es nicht zu irgendeinem Unfall kommt, in den entweder Sie selbst oder auch ein Mitglied Ihrer Familie verwickelt wird. Sie müssen sich ‚abspülen' und von negativen Gedanken wie diesem Schleim rein sein.

Krankheiten lassen sich heilen, indem man an rituellen Gebeten in Tempeln und in den regionalen Tempeln von Happy Science teilnimmt, doch eigentlich besitzen Sie selbst bereits die Kraft, sich selbst zu heilen. Alles wird wieder gut werden, wenn es Ihnen gelingt, einem kranken Menschen die korrekten „Gesetze des Geistes" zu lehren, ihn wieder auf den richtigen Weg zu bringen und ihren Blick auf die Helligkeit und die himmlische Welt zu lenken.

Die medizinische Wissenschaft hat kürzlich festgestellt, dass eine Vielzahl verschiedener Krankheiten letztendlich durch Probleme mit dem Immunsystem verursacht wird. Während Sie in der Tat einerseits die Macht haben, sich selbst von Krankheiten zu heilen, wenn Ihr Immunsystem in seiner Funktion geschwächt ist, können andererseits jedoch auch unwillkommene Dinge in Ihren Körper eindringen, und Sie können krank werden und sterben.

Doch die Immunität kann durch die Kraft des Glaubens und Vertrauens enorm verstärkt werden. Dies kann man auch der Kraft der Gedanken zuschreiben, die dem Willen des Betreffenden entspringen. Leben Sie jedoch tagtäglich in der Hoffnung, sich als Bodhisattva zum Wohle Gottes einzusetzen, so füllt sich Ihr ganzer Körper mit einer starken, positiven Welle guter Gedanken. Schließlich dringen diese tief in die Zellen Ihres Körpers ein und beginnen zu wirken, indem sie Ihr Immunsystem stärken.

Passiert dies, dann kann ein Leiden wie Krebs im Frühstadium leicht geheilt werden. Indem Sie Ihr Immunsystem stärken, kann es Ihnen gelingen, Ihren Kampf gegen den Krebs zu gewinnen. Es ist auch möglich, diese Kraft des Glaubens an andere weiterzugeben. Wenn Sie andere mit großer Begeisterung anleiten und sie auf den richtigen Weg bringen, wird sich deren Herz plötzlich mit Licht füllen, und ihr Immunsystem wird gestärkt. Nicht nur dies, sondern es steigt auch die Lebenskraft in jeder Körperzelle.

Wenn Sie glauben, dass Sie weiter vorwärts streben müssen, dass Sie noch viel mehr Gutes tun müssen, wird dies an Ihre Zellen weitergegeben, und Ihr gesamter Körper wird kraftvoller werden. Wenn Sie spüren, dass Sie eine Mission zu erfüllen haben, werden Sie herausfinden, dass in Ihrem Innern Ihre Jugend wieder aufwallen wird, und Sie sich zehn oder zwanzig Jahre jünger fühlen.

4

Verlieben Sie sich nicht in Ihre Krankheit

Manche Krankheiten lassen sich zwar nicht vermeiden, es gibt jedoch viele Anlässe, bei welchen die Gedanken oder der jeweilige geistige Zustand die Krankheit eingeladen hat, an der sie gegenwärtig leiden.

Ein kranker Mensch wird nicht sehr glücklich darüber sein zu erfahren, dass er krank ist, weil er gern krank ist. Genau dies trifft jedoch in einem Großteil der Fälle zu. Es gibt viele, viele Menschen mit gescheiterten Beziehungen zu ihren Mitmenschen, oder die im Beruf versagt haben und folglich keinen anderen Ausweg für sich sehen, als sich in den Schutz einer Krankheit zu flüchten. Sie glauben, dass ihnen alles verziehen wird, wenn sie krank werden. Sie möchten gern glauben, dass ihre Sünden durch die Krankheit zerstreut wurden, und dass sie für ihre Niederlagen nicht verantwortlich sind. Daher legen sie sich eine Krankheit zu.

Auch wenn sie nicht bewusst darüber nachdenken, so sind diese Gedanken dennoch unbewusst in ihrem unterbewussten Verstand vorhanden. Sie möchten krank werden. Also nehmen sie eine ungesunde Lebensweise an und beginnen Dinge zu tun, die sie nicht tun sollten. Damit gehen sie bis an die Grenze, bis sie zusammenbrechen und krank werden. Diese Menschen kommen dann zu der Einstellung, dass sie kein Glück haben, und dass das Schicksal ihnen nicht wohlgesonnen ist.

Eine Krankheit hat außerdem den zusätzlichen Vorteil, dass sie dem Betroffenen Sympathien einbringt. Sie müssen sich jedoch darüber bewusst sein, dass manche Menschen eben zu dem Wunsch neigen, krank zu werden, und mit Hilfe der Krankheit entfliehen zu können. Diese geistige Einstellung trifft man sehr häufig an.

Wie verhält es sich denn dann eigentlich mit Menschen, deren Geist auf Erfolg fixiert ist?

Menschen, die aufrichtig darum bemüht sind, erfolgreich zu sein, werden die ersten Anzeichen für eine Krankheit erkennen und beschließen, sich gut um ihren Körper zu kümmern. Sie werden den Rat ihrer Familie und Freunde einholen und letztendlich erkennen, dass sie beispielsweise ihre Arbeitsgewohnheiten, oder was auch immer ihre Gesundheit ruinieren könnte, ändern müssen. Danach werden sie Schritte unternehmen, um die erforderlichen Korrekturen vorzunehmen.

Wer sich in seine Krankheit verliebt hat, wird jedoch auf keinen Rat hören, ganz gleich, wie oft er auch erteilt werden mag. Bereits Monate im Vorfeld werden sie darauf hingewiesen, dass sie es werden büßen müssen, wenn sie ihr gegenwärtiges Tempo beibehalten. Doch sie hören nicht darauf und machen unverdrossen weiter – und dann brechen sie zusammen. Dies ist ein Beispiel dafür, wie Verantwortungslosigkeit die Ursache einer Krankheit bilden kann.

Jemand, der wahrhaftig Verantwortungsgefühl hat, wird erkennen, dass es nicht nur ihm, sondern auch anderen Menschen viele Probleme machen wird, wenn er krank wird. Folglich wird er daran arbeiten, Gesundheitsproblemen vorzubeugen, bevor sie auftreten. Verantwortungslose Menschen jedoch schlagen diese Warnsignale in den Wind und schaffen am Ende für jeden anderen eine große Belastung.

Die ganze Frage dreht sich allein darum, ob Sie in Ihrem Herzen ein Bild Ihres eigenen Glücks tragen, oder aber den Wunsch, glücklos und als Versager zu leben.

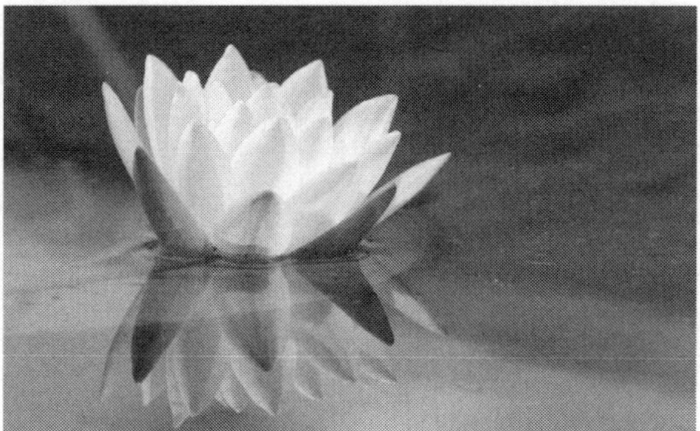

5

Laden Sie sich mit der Kraft des Gebets neu auf

Manche Gebete sind dazu gedacht, Sie wieder mit neuer Energie aufzuladen. Wenn Sie solche Gebete sprechen, müssen Sie still dasitzen und Gott darum bitten, Ihnen unendliche Energie, unbegrenzte Weisheit und endlose Liebe zu schenken.

Visualisieren Sie, während Sie beten, dass vom Himmel eine wunderbare Energie geschickt wird, und dass Sie diese Energie empfangen. Denken Sie beispielsweise, dass die unbegrenzte Liebe Gottes gerade in Sie hineinfließt. Spüren Sie dann, dass unendliche Liebe Ihren ganzen Körper erfüllt. Richten Sie Ihre Gedanken als Nächstes darauf, wie Sie diese Liebe am besten zu jedem und allem in der Welt um Sie herum bringen können.

Wiederholen Sie für sich selbst: „Die unendliche Liebe Gottes fließt in mich hinein. Ich empfange Gottes endlose Stärke." Wenn Sie sich wieder völlig aufgeladen fühlen, ist es wichtig, dass Sie sich fragen, wie Sie diese unendliche Kraft zum Rest der Welt bringen können.

Ich praktiziere dies ebenfalls. An manchen Tagen bin ich von der Arbeit erschöpft und fühle mich nicht wohl.

Wenn ich mich so fühle, bitte ich stets um das Licht von den hohen Geistwesen. Während ich auch selbst Licht von der Himmelswelt aufnehmen kann, rufe ich meist eines dieser hohen Geistwesen an und lasse mich von ihm neu aufladen. Das Licht strömt ein, erfüllt mich mit überwältigender Stärke und lässt mich die nächste Aufgabe angehen, die ich erfüllen muss.

Diese Bitten werden immer erhört. Viele der hohen Geistwesen fühlen sich gut dabei, wenn sie diese Bitte um Licht beantworten. Wichtig ist es, in der geistigen Vorstellung das Licht aufzunehmen, dann damit hinauszugehen und es dazu zu benutzen, um jedem anderen in Ihrem Umfeld zu helfen.

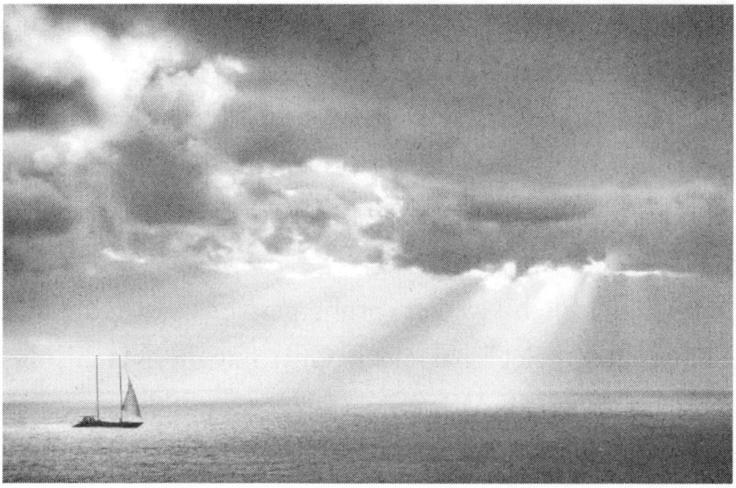

6

Gebet zur Heilung von Krankheiten —„El Cantare Healing"

Nach seinem Willen erschuf Gott das Universum, die Sonne, die Sterne, die Flora und Fauna der Erde und vor allem – den Menschen. Wenn Gott dies alles allein konnte – wenn er sein Licht aufleuchten und jede Marotte Wirklichkeit werden lassen konnte - wie könnte dann irgendjemand glauben, dass er nicht imstande sein sollte, einen unbedeutenden Klumpen kranker Zellen aus einem menschlichen Körper herauszuspülen?

Krankheit ist ein Produkt des Geistes, einer Disharmonie zwischen dem menschlichen Geist und dem Körper, der ihn umgibt. Gott kann das, was ein Mensch geschaffen hat, ausradieren. Gott ist allmächtig. Es gibt nichts, absolut nichts, was für ihn unmöglich wäre, oder das außerhalb seiner Reichweite läge.

Gott handelt nicht, weil er vorübergehend alles in die Hände des Menschen gelegt hat, doch Gott hat die Macht, diesen Planeten mit einem Wimpernschlag auszulöschen, und ihn genauso schnell wieder zu erschaffen. Das ist die Macht, die Gott hat. Wenn Sie an diese Macht glauben, dann kann keine Ihrer Krankheiten weiterexistieren.

Bei Happy Science gibt es ein rituelles Gebet, das „El Cantare Healing" heißt, um Krankheiten zu heilen (praktiziert in: „Gebet um Genesung nach einer Krankheit" im „Gebetbuch 1," ausschließlich für Mitglieder von Happy Science). Voraussetzung für dieses rituelle Gebet ist, dass diejenigen, die es sprechen, gläubig sind. Wenn Sie keinen Glauben haben, wird das Licht nicht fließen. Wenn Sie jedoch gläubig sind, werden Sie eins mit der Seele von ‚El Cantare', und das Licht der Heilung wird beginnen, in Sie hineinzuströmen.

Eine Möglichkeit, um dieses rituelle Gebet durchzuführen, besteht darin, es direkt vor der Person zu vollziehen, die krank ist. Fernheilung ist eine weitere Möglichkeit. Die Besonderheit dieser Methode besteht darin, dass Sie jemanden heilen können, der sich körperlich nicht in Ihrer Nähe befindet. Mit anderen Worten, der Empfänger des Gebetes muss nicht im gleichen Raum sein, um die heilenden Auswirkungen zu empfangen, die das rituelle Gebet beschert. Die Wirkung des Gebetes verändert sich auch nicht über Hunderte von Kilometern hinweg, selbst wenn Sie und das Ziel Ihres Gebets sich an entgegengesetzten Orten des Globus befinden.

Glaubt derjenige, der das rituelle Gebet ausübt, im Grunde seines Herzens, dass Gott die Kraft hat, die Erde aus freien Stücken verschwinden und auch wieder erscheinen zu lassen, dann können selbst Krebszellen ausgelöscht werden. Wichtig dabei ist der Glaube.

Im Neuen Testament heißt es, dass Jesus Menschen vom

Tode erwecken konnte. Als Jesus ans Grab von Lazarus kam und sagte: „Lazarus, komm‘ heraus!“ erhob sich Lazarus, in Leinen gehüllt, von der Bahre und kam aus dem Grab – lebendig.

Solche Ereignisse trugen sich im Lauf der Geschichte wirklich zu. Der Grund dafür, weshalb wir sie heutzutage nicht mehr wiederholen können, liegt darin, dass der Mensch seine Glaubenskraft verloren hat. Selbst Christen haben den Glauben an die Wunder verloren, die sich zur Zeit Jesu ereigneten.

Jesus brachte Tote zum Leben zurück. Er machte Blinde sehend und ließ Gelähmte wieder gehen. Er verwandelte Wasser in Wein. Er vermehrte Brotlaibe und Fische und speiste damit dann eine Menge von Tausenden von Menschen. All dies war wirklich und echt. Jesus ließ diese bemerkenswerten Ideen Wirklichkeit werden. Die modernen Christen und christlichen Theologen beschlossen, diese Ereignisse nur noch als bloße Parabeln oder Metaphern zu interpretieren. Das kommt daher, weil diese Damen und Herren nicht wissen, was ein Wunder ist. Sie glauben nicht an die wahre Kraft Gottes. Glaubt, und alles wird Wirklichkeit.

7
Der Glaube löst alle Probleme

Nahezu alle modernen Krankheiten werden durch drei Faktoren ausgelöst – unsere Ernährung, mangelnde körperliche Bewegung und Stress. Ich denke, wir können getrost behaupten, dass beinahe jede Krankheit auf diesen drei ungesunden Verhaltensweisen beruht.

Es ist besonders wichtig, dass Sie beginnen, im Alter von Mitte 30 Schritte zu unternehmen, um der Entwicklung so genannter „Wohlstandskrankheiten" vorzubeugen. Bitte achten Sie auf sich, nicht nur um Ihrer selbst willen und um Ihrer Zukunft willen, sondern auch um Ihrer Familie willen. Seien Sie sich selbst gegenüber nicht zu nachsichtig, und erlauben Sie es sich, ungesunde Handlungsweisen aufzugeben.

Krankheiten mit glasklaren Ursachen sind Krankheiten, welchen man vorbeugen kann. Wenn Sie weiterhin salzige und kalorienreiche Nahrungsmittel verschlingen und keinen Sport treiben, ist es nur eine Frage der Zeit, bis Sie krank werden. Festessen und Partys, Trinken, Zechen und sich regelmäßig den Bauch vollzuschlagen – dies wird Ihnen mit Sicherheit Krankheiten eintragen.

Um auch in Zukunft arbeiten gehen zu können und Ihre Familie zu schützen, ist es wichtig, Maß zu halten. Bemühen Sie sich absolut darum, mit Ihren eigenen Händen so viel abzusichern, wie Sie können.

Ausreichend körperliches Training wird auch eine Verpflichtung Ihrerseits erfordern. Sie müssen sich Zeit dafür freihalten und die Tatsache akzeptieren, dass Körpertraining auch ein gewisses Maß an Unannehmlichkeiten mit sich bringt. Die Menschen behaupten, sie seien zu beschäftigt, doch das ist normalerweise nur eine Ausrede. Das wahre Problem ist, dass sie zu faul sind, etwas Neues auszuprobieren. Bitte tun Sie daher Ihr Möglichstes, um sich Zeit für Sport zu nehmen. Sie können nicht von morgens bis abends an Ihren Mitarbeitern kleben wie Uhu. Sie brauchen auch Zeit für sich allein.

In der modernen Welt ist jeder davon besessen, zum Arzt zu gehen, doch Arztpraxen und Kliniken sind die Zentren der „Schwarzmalerei". Sie sollten also mit einem Arztbesuch vorsichtig sein. Ärzte haben die Neigung, einen Patienten zu untersuchen und diesem dann die schlimmste Prognose zu geben, die ein Arzt sich nur ausdenken kann. Lassen Sie sich von ihren Aussagen nicht ins Bockshorn jagen. Ärzte versuchen nur, ihre eigene Haut zu retten, indem sie Sie dazu bringen zu glauben, dass Sie mit einem Fuß bereits im Grabe stehen – wenn es Ihnen dann tatsächlich schlechter gehen sollte, kann dem Arzt daher niemand einen Vorwurf machen. Geht es Ihnen aber wieder besser, so wird der Verdienst zudem noch dem

Arzt angerechnet. Daher verkünden die Ärzte denjenigen, die zu einer Routineuntersuchung kommen, solche deprimierenden Szenarios.

Maßlosigkeit jedoch, wie exzessives Essen und Trinken und die Weigerung, Sport zu betreiben, bildet noch nicht den ganzen Hintergrund dessen, weshalb wir krank werden – unsere geistige Einstellung deckt mehr als die Hälfte der Gründe ab, weshalb wir krank werden. Daher können so viele Krankheiten über das „Management des Geistes" geheilt werden.

In diesem Sinne dürfen Sie es nicht wörtlich nehmen, ganz gleich, wie sehr Ihnen Ihr Arzt beteuert, dass Sie niemals mehr gesund werden können, oder dass Sie bis an Ihr Lebensende Medizin werden einnehmen müssen. Sie müssen den festen Glauben haben, dass Sie sich diesem negativen Denken widersetzen und bekräftigen, dass Sie ein Kind Gottes sind, sowie, dass Sie die Kraft haben, sich selbst zu heilen. Sagen Sie sich, dass Sie Ihren eigenen Körper heilen können.

Der Körper, den Sie jetzt haben, ist die vollständige Summe aller Gedanken und Emotionen, die Sie selbst erzeugt haben. Ganz gleich, ob dies bewusst oder unbewusst geschehen ist – Ihr Körper ist das Produkt Ihrer eigenen Schöpfung. Ist Ihr Körper krank, so bedeutet dies, dass Sie irgendwo auf dem Weg begonnen haben, sich in eine negative Richtung zu bewegen. Sie müssen ein starkes Verlangen hegen, sich zu verändern, und dann bei diesen Gedanken bleiben. Auf diese Weise tritt eine Veränderung ein.

SELBSTHEILUNG

Beinahe jede Krankheit ist heilbar. Die meisten Krank–heiten, einschließlich der ‚Top-Killer' der Japaner, wie Krebs, Herzerkrankungen, Gehirnleiden und Erkrankungen des Blutkreislaufes u.a. gelten eigentlich als heilbar.
Natürlich ist kein Mensch unsterblich. Daher ist der Tod an sich unvermeidlich. Doch es ist möglich, den Tod hinauszuschieben, bis Sie durch die kraftvollsten und wichtigsten Stadien Ihres Lebens gegangen sind. Sie haben die Macht zu vermeiden, dass Sie an einer Krankheit sterben, dass Sie gut weiterleben und zugleich wichtige Dinge bei Ihrer Arbeit leisten und für Ihre Familie sorgen.

Ihr Glaube und Ihr Einsatz werden Ihnen den Weg nach vorn ebnen. Zunächst einmal müssen Sie alle Anstrengungen unternehmen, die Sie nur aufbringen können. Wenn Sie mehrere Packungen Zigaretten am Tag rauchen und daraufhin Lungenkrebs entwickeln, wird Gott höchstpersönlich nicht geneigt sein, Sie aus dem Schlamassel, das Sie sich eingebrockt haben, wieder herauszuholen. Wenn Sie jede Nacht eine Flasche Whisky leeren und letztendlich Ihre Leber ruiniert haben, sollten Sie kein göttliches Eingreifen erwarten. Wenn Sie Ihren Körper selbst heilen möchten, müssen Sie sich einen Ruck geben und Ihre Gewohnheiten und Verhaltensmuster verändern, die ganz klar in einem bestimmten Moment in der Zukunft zur Krankheit führen werden.
Sie müssen eine komplette geistige Wendung machen, was die Einstellung betrifft, die Sie bis heute gepflegt haben, und

deutlich erkennen, dass die Dinge nicht so weiterlaufen können wie bisher, dass die Krankheit geheilt werden muss, und dass Anstrengung und Glaube dazu erforderlich sind.

Heilendes Licht und Heilkraft finden sich in der Himmelswelt. Dieses Licht strömt frei auf diejenigen herab, die gläubig und aufrichtig darum bemüht sind, im Leben voranzukommen. Um die Wahrheit zu sagen – das Prinzip ist das Gleiche wie bei einem Lehrer, der einige Schüler bevorzugt. Glaubt ein Lehrer, dass ein Kind liebenswert ist, so ist es nur selbstverständlich, dass solch ein Kind vom Lehrer mehr Hilfe erhält, falls nötig.

Folglich liegt es allein an Ihnen, in den Augen Gottes zum „liebenswerten Kind" zu werden. Sie müssen Ihr Leben in einer Weise führen, die Gott gefällt, und ihm Gründe geben, Sie zu lieben. Außerdem ist das Wichtigste in dieser Hinsicht, dass Sie die rechte Gesinnung haben und sich unablässig täglich weiter bemühen. Mit anderen Worten: Sie müssen Demut zeigen, Ihre Mitmenschen lieben und freundlich sein.

Könnten Sie in die Herzen derjenigen Menschen schauen, die krank geworden sind, so würden Sie feststellen, dass diese fast ausnahmslos von Hass und Wut erfüllt sind. Sind Sie krank, so denken Sie doch über Ihre eigene geistige Einstellung nach. Gibt es jemanden, gegen den Sie einen Groll hegen? Falls dem so ist, so ist das Wichtigste, dass Sie mit ihm Frieden schließen. Der Hass, den Sie gegen jemanden empfinden, bringt Ihnen die Krankheit ein. Daher müssen Sie aufhören, denjenigen zu hassen, wer auch immer es ist, den Sie hassen.

Womöglich schieben Sie die ganze Schuld an etwas einem anderen zu. Ich würde jedoch wetten, dass Sie niemals versucht haben, die Dinge vom Standpunkt des anderen aus zu betrachten, oder gar vom Standpunkt Gottes aus. Die einseitige Schuldzuweisung, die Sie anderen Menschen zuschieben, indem Sie darauf beharren, dass diese völlig falsch liegen, dass diese Sie gequält haben, und Sie diese deshalb dafür hassen, macht nur Sie selbst krank. Das ist die Sache nicht wert.

Es ist wirklich ein verrückter Vergleich, nicht wahr? Würde es sich wirklich jemand antun und solch ein Gift trinken? Niemand ist so dumm, dass er freiwillig Gift nehmen würde, wenn er wüsste, dass es ihn nur krank machen würde. Hass und Wut sind jedoch genau dies: Gift.

Wenn Sie sich an einem Groll festbeißen, bedeutet dies, dass Sie beständig den eigenen Körper zerstören. Dieser Hass wird als Krebs oder irgendeine andere aus einer ganzen Reihe von Krankheiten zu Tage treten. Einen Groll zu hegen ist schädlich für Sie. Wenn Hass die Ursache Ihrer Krankheit ist, dann ist Ihre Krankheit heilbar. Sie müssen zuerst reflektieren, dann wird sich Ihre Krankheit auch bessern.

Betrachtet Gott Sie als eines seiner „liebenswerten Schüler", so wird er geneigt sein, Ihnen ein längeres Leben zu schenken. In der Tat gibt es in der Himmelswelt Sitzungen, bei welchen beschlossen wird, ob die Lebensspanne eines Menschen verlängert wird oder nicht. In den meisten Fällen bekommen die Menschen, was sie verdienen, und daran lässt sich nicht rütteln. Fällt jedoch in der Himmelswelt die Entscheidung, jemandem ein längeres Leben zu gewähren, dann wird diese betreffende Person dadurch, dass sie weiterlebt, diese Anhäufung ihrer Jahre auch unter Beweis stellen.

Alle Menschen sind jedoch sterblich. Daher werden die hohen Geistwesen entscheiden, ob sie es jemandem gewähren, nur so lange zu leben, wie er auf Erden gebraucht wird. Beschließen die Geistwesen der Himmelswelt, dass jemand die Erlaubnis erhalten soll, weiterzuleben, so wird in nahezu allen Fällen die Krankheit jenes Menschen geheilt.

Der Mensch ist jedoch für mehr als 90 Prozent all seiner Krankheiten selbst verantwortlich. Nahezu jede Krankheit ist einfach eine Strafe für persönliche Entscheidungen. Daher ist es schwierig, die Folgen vollständig umzukehren.

Außerdem ist es schwierig, den Lauf Ihres Lebens plötzlich zu korrigieren, da für die Tendenzen, die Sie bis dato über Jahrzehnte hinweg in Ihrem Leben aufgebaut haben, das Gesetz der Trägheit gilt. Die Religion übersteigt jedoch die weltliche Logik und hat die Kraft, uns aus unseren Niederlagen wieder empor zu ziehen. Sie hat die Kraft, uns von Grund auf zu verändern. Sie ist nicht nur imstande, Krankheiten zu heilen, sie hat auch die Kraft, unsere gesamte Persönlichkeit zu verändern. Folglich sollten Sie die Hoffnung niemals aufgeben. Ungeachtet dessen, wie schwierig Ihre Lebensumstände auch sein mögen, haben Sie immer noch Gelegenheit, etwas zu verändern.

Es gibt für alles einen Weg, der hindurchführt. Schließt sich die eine Tür, so öffnet sich die nächste. Der Glaube hat wahrhaftig die Macht, jedes Problem zu lösen, mit dem Sie konfrontiert werden. Nichtsdestotrotz erfordert Glaube auch ein Bemühen Ihrerseits. Vergessen Sie niemals, wie wichtig Bemühen und Glaube sind.

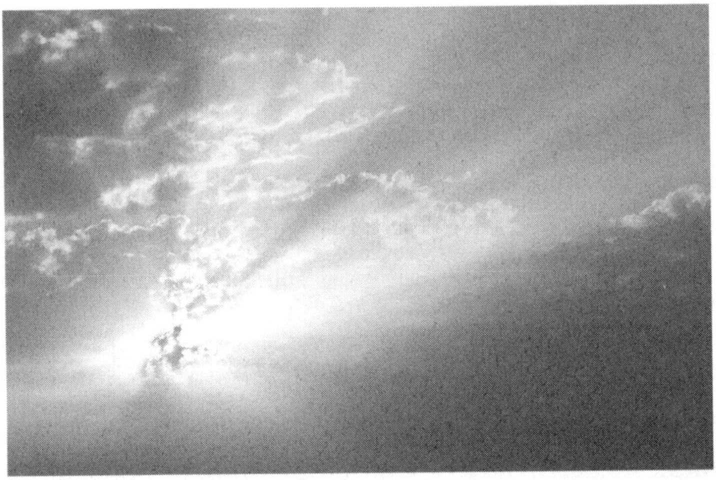

EPILOG

Eine Botschaft an Sie

Die moderne Medizin und die Religion

Wie haben wir die Beziehung
Zwischen moderner Medizin und Religion zu verstehen?
Dies ist ein spannendes Thema.

Ich bin der Ansicht, dass die moderne Medizin
Von den göttlichen Geistwesen geführt wird.
Wir wollen an dieser Stelle die Engel des Lichts
im Bereich der Medizin
„Götter der Medizin" nennen.
Sucht man nach den Wurzeln der Götter der Medizin,
So wird man schließlich auf den Gott Hermes stoßen.*

Die östliche Medizin
Kollidiert manchmal mit der westlichen Medizin,
Da sie in den klassischen Philosophien von
Lao-Tse and Chuang-Tse, sowie dem Buddhismus
Ihren Ursprung genommen hat.
Es gibt in der Tat viele Beispiele aus alten Zeiten,
Als Mönche Medizin gelehrt hatten.

Die göttlichen Geistwesen bieten ebenfalls
weitreichende Führung
Zu Religionen, die die Krankheiten der Menschen heilen.
Von Zeit zu Zeit vollführen die göttlichen Geistwesen
Wunder,
Um den Glauben der Menschen zu vertiefen.

Wichtig ist daher
Die Kooperation und Kollaboration
Zwischen Medizin und Religion.
Ärzte mit religiösem Glauben
Dürften imstande sein, mehr Krankheiten zu heilen,
Indem sie die Kraft des Geistes effektiv einsetzen.
Sie dürften imstande sein,
Selbst die tödlichsten Krankheiten
Auf wundersame Weise zu heilen,
Indem sie positive Worte und Medizin kombinieren.

Ebenso sollten religiöse Menschen imstande sein,
Die Zahl der Seelen, die sie retten, zu erhöhen,
Indem sie mit der positiven Seite der Medizin zusammenarbeiten.
Ziel ist - das Glück des Menschen.
Daher ist eine Kooperation ideal.

Ryuho Okawa
Präsident von Happy Science Gruppe

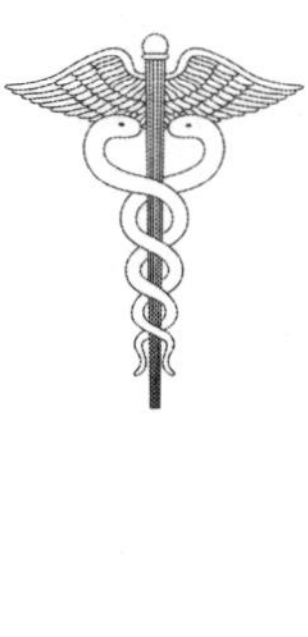

* Gott Hermes: Ein Held, der vor 4.300 Jahren in Griechenland lebte. Er brachte den Wohlstand in den mediterranen Raum und legte den Grundstein für die westlichen Zivilisationen. Wohlbekannt als der Gott des Handels, des Wohlstands, der Künste, des Reisens und der Kommunikation, ist Hermes unter anderem auch ein Gott der Heilung. Der Hermesstab (auch bekannt als der ‚Äskulap-Stab'), den Hermes auf Darstellungen oft in der Hand hält, wird heute noch von medizinischen Einrichtungen weltweit als Symbol verwendet.

Über den Autor

Seit 1981 hat Meister Ryuho Okawa Botschaften von großen historischen Figuren - Jesus, Buddha und anderen vom Himmel empfangen.

Diese heiligen Wesen kamen mit leidenschaftlichen Botschaften der Dringlichkeit zu ihm. Sie flehten ihn an, den Menschen auf Erden ihre heilige Weisheit zu vermitteln.

Seine Bestimmung, ein spiritueller Meister zu werden, um Menschen auf der ganzen Welt mit den lange verborgenen spirituellen Wahrheiten des menschlichen Ursprungs und der Seele zu inspirieren, wurde offenbart.

Diese Gespräche enthüllten die Mysterien des Himmels und der Hölle und wurden der Grundstein, auf dem Meister Okawa seine spirituelle Philosophie aufbaute.

Als sich seine spirituelle Achtsamkeit vertiefte, verstand er, dass die Weisheit, die er erhalten hatte, die Kraft hatte, der Menschheit zu helfen, die religiösen und kulturellen Konflikte zu überwinden und in eine Ära des Friedens und Harmonie zu führen.

Kurz vor seinem dreißigsten Geburtstag beschloss Meister Okawa seine viel versprechende Karriere zu beenden und die Botschaften, die er vom Himmel erhalten hatte, zu veröffentlichen.

Seitdem ist er ein Bestseller Autor mit über 600 veröffentlichten Büchern.

Die Universalität der Weisheit, die er teilt und die allumfassende Einheit seiner religiösen und spirituellen Philosophie, die er einzigartig einfach und pragmatisch übermittelt, zieht Hunderte Millionen Leser an.

Zusätzlich zu seinen laufenden Veröffentlichungen gibt Meister Okawa öffentliche Reden und Vorträge auf der ganzen Welt.

Über Happy Science

Im Jahre 1986 wurde Happy Science von Meister Ryuho Okawa gegründet, eine spirituelle Bewegung, die großes Glück für die gesamte Menschheit bringen soll, indem Barrieren der Rassen, der Religionen und der Kulturen überwunden werden. Es wird auf ein Ideal einer vereinigten Welt des Friedens und der Harmonie hingearbeitet.

Unterstützt von den Anhängern, die nach den Worten der erleuchtenden Weisheit von Meister Okawa leben, hat sich Happy Science schnell seit seiner Gründung in Japan nun über die ganze Welt erweitert.

Heute hat Happy Science mehr als 12 Millionen Mitglieder über den ganzen Globus verteilt, mit Glaubenszentren in großen Hauptstädten wie New York, Los Angeles, San Francisco, Tokio, London, Sydney, Sao Paulo und Seoul und vielen anderen.

Meister Okawa gibt wöchentliche Vorträge in Happy Science Zentren und reist um die ganze Welt, um öffentliche Lehrreden zu halten.

Happy Science bietet verschiedene Programme und Unterstützungen an, um die lokalen Gemeinschaften und Menschen in Not zu helfen. Es umfasst Bildungsprogramme für die Jugendlichen in den Vorschulen und Betreuungsprogramme in den Nachhilfeschulen und Programme für Senioren und Behinderte.

Die Mitglieder nehmen an sozialen und wohltätigen Aktivitäten teil, welche in der Vergangenheit auch Nothilfe für die Erdbebenopfer in Chile und China umfasste. Außerdem wurden Spenden für eine Wohltätigkeitsschule in Indien gesammelt und Moskitonetze für Krankenhäuser in Uganda gespendet.

Schauen Sie sich unsere Willkommen E-Book an:

www.yudu.com/library/4299/Happy-Science-Hefte

Programme und Veranstaltungen

Happy Science Glaubenszentren bieten regelmäßige Veranstaltungen, Programme und Seminare an. Besuchen Sie unsere Mediationssitzungen, Video Vorträge, Studiergruppen und Seminare. Unsere Programme helfen Ihnen:

- Die Vertiefung Ihrer Erkenntnisse über den Sinn und Zweck Ihres Lebens
- Die Verbesserung Ihrer Beziehungen durch das Erlernen bedingungsloser Liebe
- Das Erlernen einer ruhigen Geisteshaltung besonders an stressigen Tagen durch die Praxis der Kontemplation und der Meditation.
- Die Herausforderungen Ihres Lebens zu überwinden

… und vieles mehr.

Internationale Seminare

Jedes Jahr nehmen Freunde aus aller Welt an den internationalen Seminaren teil, die in den Glaubenszentren in Japan stattfinden.

Es werden jährlich verschiedene Seminare angeboten, die eine weite Bandbreite verschiedener Themen beinhalten. Verbesserung der Beziehungen, das Praktizieren des Edlen Achtfachen Pfads und über die Kunst sich selbst zu lieben, um nur einige zu nennen.

Happy Science Monatshefte

Sie können die neusten Lehrreden von Meister Ryuho Okawa in unserer monatlichen Heften `Happy Science Heft´ nachlesen.

Sie werden auch Erfahrungsberichte über Lebensveränderungen von anderen Mitgliedern darin nachlesen können, Neuigkeiten von Happy Science Mitgliedern weltweit erfahren und in der Tiefe Informationen über die Kinofilme und Bücher von Happy Science bekommen und vieles mehr.

Die Monatshefte sind in deutscher, englischer, portugiesischer, spanischer, französischer, chinesischer, koreanischer und in anderen Sprachen verfügbar. Ältere Ausgaben sind durch eine Anfrage verfügbar.

Sie können diese Hefte sehr gerne abonnieren, indem Sie Ihr nächstes Happy Science Glaubenszentrum kontaktieren.

Kontaktinformationen

Happy Science ist eine weltweite Organisation mit Glaubenszentren rund um den Globus. Die ausführliche Liste der Zentren finden Sie in Worldwide Directory bei: **www.happyscience-usa.org**

Die Folgenden sind einige von vielen Happy Science Zentren:

Deutschland
Klosterstraße 112, 40211 Düsseldorf, Deutschland
Tel.: +49 (0) 211 / 93 65 24 70
Fax: +49 (0) 211 / 93 65 24 71
E-Mail: germany@happy-science.org

Österreich
Zentagasse 42, 1050 Wien
Tel.: +43 (0) 1 94 55 60 4
E-Mail: austria-vienna@happy-science.org

Schweiz
E-Mail: switzerland@happy-science.org

INTERNATIONAL

New York
79 Franklin Street,
New York, NY 10013, U.S.A.
Tel.: 1-212-343-7972
Fax: 1-212-343-7973
E-Mail: ny@happy-science.org
www.happyscience-ny.org

London
3 Margaret Street,
London, W1W 8RE, United Kingdom
Tel.: 44-20-7323-9255
Fax: 44-20-7323-9344
E-Mail: eu@happy-science.org

Tokio
1-6-7 Togoshi,
Shinagawa, Tokyo 142-0041, Japan
Tel.: 81-3-6384-5770
Fax: 81-3-6384-5776
E-Mail: tokyo@happy-science.org
www.kofuku-no-kagaku.or.jp/en

Bücher von Ryuho Okawa

Das Gesetz der Sonne

Die spirituellen Gesetze & Geschichte, die Vergangenheit, Gegenwart und Zukunft regieren

ISBN: 978-3-85068-582-5 Ennsthaler, 2001

Der Aufstieg durch die Dimensionen

Die Gesetze der Ewigkeit

Enthüllung der Gesetze des multidimensionalen Universums

ISBN: 3-89845-156-9 Silberschnur, 2006

Der Ursprung des Glücks

Ein praktischer und intuitiver Leitfaden, um Liebe, Weisheit und Glauben zu entdecken

ISBN: 3-86616-005-4 Via Nova, 2005

Der Ursprung der Liebe

Vom Wesen des Mitgefühls [Broschiert]

ISBN: 3-86616-048-8 Via Nova, 2006

Die Essenz des Buddha

Der Pfad zur Erleuchtung

ISBN: 3-89845-109-7, Silberschnur, 2005

Die Herausforderung des Geistes

Eine praktische Annäherung an die essenzielle buddhistische Karmalehre

ISBN: 978-3-89845-211-3, Silberschnur, 2007

Danke, mir geht es bestens!

Herausforderungen gelassen meister

ISBN: 978-3-89845-329-5, Silberschnur, 2011